Dr E. PETTIDI

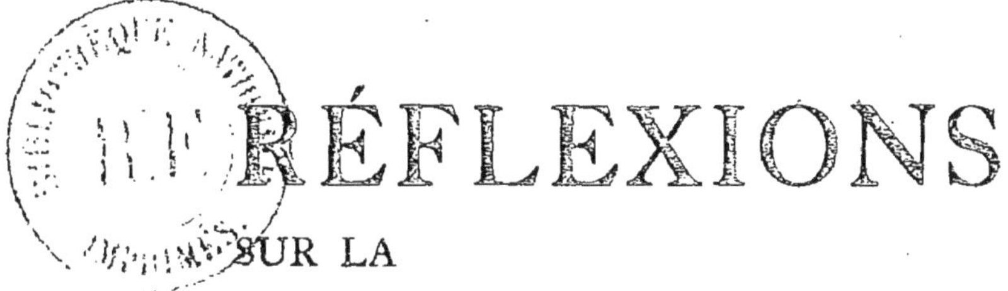

RÉFLEXIONS SUR LA TUBERCULOSE

PRÉFACE DU Dr L. FAISANS
MÉDECIN DE L'HOTEL-DIEU

PARIS
A. MALOINE ÉDITEUR
25-27, RUE DE L'ÉCOLE
DE MÉDECINE.

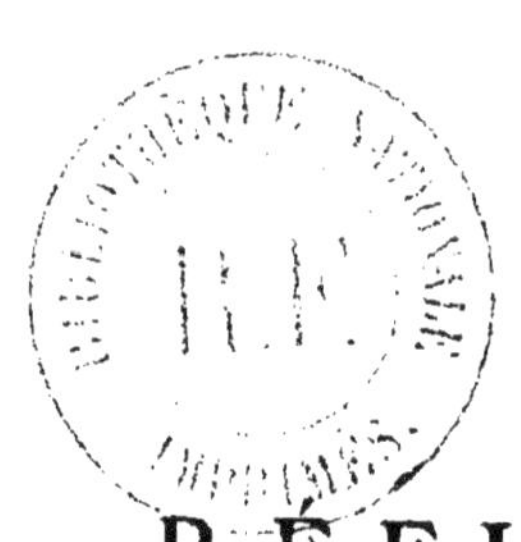

RÉFLEXIONS

SUR LA

TUBERCULOSE

PRÉFACE.

Mon cher Confrère,

Vous avez bien voulu me demander de présenter votre travail au Public Médical : comme je suis un de vos plus anciens amis de France et que l'estime que j'ai pour vous, comme homme et comme médecin, va toujours grandissant, j'ai cru que j'avais le droit et le devoir d'accepter cet honneur simplement, comme vous me l'offriez.

J'ai donc lu vos " Réflexions " et je ne saurais assez vous dire tout le plaisir que j'y ai gouté : j'ai admiré — et tous vos lecteurs admireront à leur tour — l'indépendance d'esprit avec laquelle vous jugez les choses et les hommes, l'acuité de votre sens critique tempérée par le souci de vous abstenir de tout dénigrement systématique, la probité dont vous faites preuve à chaque page et les vertueuses indignations que suscite en votre âme peu moderne la légèreté de certains de ces thérapeutes qui par des publications hâtives et insuffisamment étudiées font naître dans le monde des malades des espérances bien vite déçues et rendent très difficile aux médecins honnêtes la pratique de leur profession.

Il ne vous a pas échappé d'ailleurs que quelques-uns de ces chercheurs trop pressés pouvaient réclamer le bénéfice des circonstances atténuantes. Certes, parmi tous ces sérums, parmi toutes ces substances portant des noms plus ou moins suggessifs, il en est beaucoup auquels leurs inventeurs eux-mêmes n'accordent pas plus de confiance que vous ou moi ; il en est même dont ils connaissent mieux que nous les inconvénients et les dangers, ce qui ne les empêche pas de les préconiser bruyamment dans les sociétés savantes, dans les journaux médicaux et dans la grande Presse ; mais il serait excessif de penser et de dire que l'intérêt ou le désir d'une notoriété facile sont les seuls mobiles de tous les lanceurs de panacées antituberculeuses ; il y en a, nous en sommes certains, qui sont de très-honnêtes médecins et qui ne disent que des choses dont ils sont parfaitement convaincus ; seulement l'inefficacité constante du moyen qu'ils préconisent donne à penser tout au moins que leur jugement a subi une éclipse.

Le jugement ! le bon sens ! la voilà, la faculté maîtresse, si utile à tout le monde dans la vie, si indispensable au médecin dans la pratique de son art !

Et comme la nature en est avare cependant ! L'esprit et le talent fourmillent ; un assez grand nombre de gens assurent qu'ils ont du génie ; le bon sens est d'une rareté navrante ; et ce qu'il y a de plus curieux c'est qu'il est si peu estimé que même ceux qui en sont dénués ne désirent pas qu'on les en croie pourvus.

Une de vos boutades m'a fait frémir : " ne faudrait-il pas, dites-vous, ne faudrait-il pas le génie, cette divine puissance, pour oser, en présence d'une évolution biologique, s'introduire au cœur des faits et les modifier ! " Je ne sais pas ce que suggérerait le génie en présence d'une évolution biologique ; mais je sais que beaucoup de gens chez lesquels la " divine puissance " ne semble pas avoir élu domicile ne se font pas scrupule de se jeter en travers de cette évolution biologique, de la bouleverser, de gêner et d'empêcher l'effort curateur de la nature et, sous prétexte de guérir le malade, de le tuer. Avec du simple bon sens ils se seraient abstenus ; mais s'abstenir est une preuve d'héroïsme dont bien peu de médecins sont capables !

Il est vrai que souvent on leur force la main. L'abstention qui est, pour tant de tuberculeux, le parti le plus sage, n'est nullement comprise et est fort mal accueillie par le malade et par son entourage ; d'après eux s'abstenir c'est abdiquer et fuir. Il ne savent pas que, dans la lutte qu'il soutient contre la maladie, l'organisme livré à lui-même met en œuvre des moyens très-délicats et très-puissants qui lui permettent de vaincre — quand la victoire est possible ; ne sachant pas cela et croyant le malade sans défense ils appellent au secours : "Faites donc quelque chose !" crient-ils au médecin ; et le médecin, même s'il n'est pas affligé du même état d'esprit et des mêmes superstitions, piqué dans son amour-propre ou stimulé par son intérêt, agit et se démène, multiplie les ordonnances, crée avec des poisons des symptômes nouveaux qu'il combat par d'autres poisons et constitue ainsi une situation très-complexe où il lui devient impossible de faire la part de la maladie et celle de la médication. On ne sait pas assez le merveilleux effet que produit en pareille circonstance une ordonnance dont l'article premier est ainsi conçu : "supprimer toute médication."

Je savais depuis longtemps que, sur ce point, nous pensions à peu près de même ; aussi n'ai-je pas été surpris de vous voir exercer votre verve caustique sur la plupart des systèmes thérapeutiques qui sont ou qui ont été successivement en honneur contre la Tuberculose. N'est-ce pas en effet une chose très plaisante —

à moins qu'elle ne soit très triste — de voir un traitement faire fureur — comme on dit pour les modes féminines — pendant une saison, être adopté aveuglément par tous les médecins, sottement exigé par tous les malades, puis brusquement abandonné ! En avons-nous vu se succéder, depuis trente ans, de ces médications annoncées à grand fracas, accaparant la faveur sans motif, toujours inefficaces, souvent meurtrières ! Qui fera le compte des gastrites et des dyspepsies créées de toutes pièces par le "prurigo médicandi", de toutes les aggravations, poussées congestives, granuliques ou bronchopneumoniques, hémoptysies etc., provoquées par les injections de sérums, de plasmas, de tuberculines etc...! Et ce qu'il y a de plus remarquable en tout cela, c'est que la faculté d'enthousiasme qui existe chez les médecins n'arrive pas à s'émousser ; qu'après une pratique même longue on ne finisse pas par être un peu désabusé et découragé ; qu'on délaisse l'idole de la veille, mais pour adorer la nouvelle idole avec la même ferveur : il y a là un phénomène auquel je ne vois qu'une explication, toujours la même : la foi tue l'esprit critique ; la pratique sans frein de la thérapeutique obnubile la faculté d'examen.

Il va sans dire que vous ne déniez pas aux médecins

le droit de soigner leurs tuberculeux ; vous demandez seulement qu'ils les soignent sans leur nuire ; c'est l'excès que vous condamnez et, à mon avis, vous avez bien raison car je connais des pratiques utiles et bienfaisantes qui sont devenues dangereuses et condamnables par l'abus qu'on en a fait. Je fais allusion à la suralimentation pour laquelle vous ne dissimulez pas votre aversion et que je crois, moi, très-calomniée ; mais il n'est rien de tel que de s'expliquer pour s'entendre, et je suis sûr que notre désaccord n'est pas aussi profond qu'il le paraît.

C'est le mot de " suralimentation " qui a produit le mal ; quand il le créa, le Professeur Debove eut bien soin de le définir : " Alimentation *à dose thérapeutique* ", ce qui ne veut pas dire, avouez-le, alimentation *à dose toxique.* La méthode consiste à obtenir de l'estomac des tuberculeux, par un entraînement régulier, le maximum de rendement nutritif ; mais les estomacs sont complaisants ou rétifs, et le maximum d'alimentation varie de l'un à l'autre dans des proportions considérables ; le médecin, ainsi que le malade, doivent appliquer leur patience et leur sagacité à déterminer ce qui est possible dans chaque cas particulier, car il est bien évident que le malade bénificiera — non pas de tout ce qu'il ingérera — mais seulement de tout ce qu'il digérera.

Les médecins qui ont créé la méthode, Fuster, Debove, Grancher, ne pouvaient pas prévoir les extravagances qui se commettraient plus tard et dont on leur attribuerait la responsabilité. J'ai vu, comme vous, des malades qui avalaient, à titre de supplément à des repas très-copieux, 500 grammes de viande pulpée, 24 œufs crus, un à deux litres de lait ! le résultat plus ou moins lent mais inévitable de ces folles pratiques était une dyspepsie gastro-intestinale rebelle et une aggravation rapide de la maladie. Mais que diriez-vous d'un médecin qui, pour soigner une roséole secondaire, administrerait vingt centigrammes de sublimé par jour à un malade ? si le malade en mourait, cela affaiblirait-il votre confiance dans l'efficatité du Mercure ? Evidemment non. Eh bien, en matière de suralimentation, il en est de même ; et les excès auxquels on a eu le tort de se livrer ne doivent par faire oublier que, bien surveillée et judicieusement dirigée, elle constitue un des plus puissants facteurs de guérison.

J'ai lu avec beaucoup de soin ce que vous avez écrit sur les qualités propres aux divers aliments et je vous félicite très sincèrement de la science profonde que vous avez acquise en ces matières délicates. Cependant j'en ai éprouvé un certain trouble, car j'ai cru un moment que je lisais un article de thérapeutique ; j'ai peine à croire que l'hygiène alimentaire soit aussi compliquée qu'on se plaît à le dire et je vous avouerai ingénuement, que, quand un de mes malades est doué d'un bon estomac, je n'appelle pas un hygiéniste en consultation pour lui dresser des menus ; je l'invite à avoir de fréquentes conférences avec sa cuisinière et ne lui parle des fameuses "calories" que pour l'engager à les demander très-appétissantes.

Je m'excuse, cher Confrère et ami, de m'être laissé aller à marquer les points sur lesquels je ne partage pas tout-à-fait votre manière de voir ; ces divergences sont d'ailleurs de pure forme et je n'y attache pas d'importance. C'est donc très-sérieusement que, pour terminer, je forme un souhait : Que tous les médecins qui ont des tuberculeux à soigner lisent attentivement vos "Réflexions" et en fassent le guide de leur pratique ; leurs malades n'auront qu'à s'en féliciter.

L. Faisans.

AVANT-PROPOS

La tuberculose ! Rien n'est plus dangereux que d'écrire sur une telle matière ; rien n'est plus difficile aussi ; mais certainement rien ne demeure plus tentant. Disons tout de suite que tel n'est pas absolument notre but. *Ecrire* sur la tuberculose, cela laisse supposer au moins l'édification patiente d'un monument capable de révolutionner toutes les notions acquises sur la grande maladie ! De tels volumes sont si rares que nous déclinons dès ces lignes la moindre prétention à cet égard.

Il est impossible de dresser actuellement une bibliographie de la tuberculose qui ait quelque chance d'être complète. La masse de littérature médicale est telle sur ce sujet qu'il est à croire que jamais point de médecine ne fut envisagé avec plus de fréquence, avec plus de moyens et par plus d'auteurs.

En dehors des traités originaux qui, de loin en loin, ont jeté de brusques éclairs sur la question, on ne saurait compter les ouvrages didactiques qui ont, à tous points de vue, présenté, commenté, discuté les observations des cliniciens, les théories des pathologistes, les conclusions des thérapeutes.

Successivement les physiologistes, les bactériologistes, les histologistes se sont mis à la besogne. Les historiens ont déja eu matière à enregistrer et à ordonner un grand nombre de faits, et il semble que, dans tous les sens de la connaissance humaine, le maximum d'efforts ait été fait pour connaître et juguler l'ennemi.

La tuberculose n'appartient plus au seul domaine — d'ailleurs si peu limité — de la médecine. Après les hygiénistes, elle a pu intéresser les sociologues ; et les mêmes raisons qui lui font prendre place parmi les problèmes d'économie sociale la rendent intéressante pour les politiciens.

La littérature a depuis longtemps considéré la tuberculose et ses victimes, et l'action dramatique s'est souvent nouée autour d'un sujet en proie à la grande maladie.

Presque rien ne demeure plus du domaine strictement médical. Les découvertes bactériologiques passent aux journaux puis aux cinématographes (!) les résultats des laboratoires de physiologie prennent place dans les colonnes des périodiques avec figures à l'appui, les statistiques sont régulièrement publiées, les tentatives thérapeutiques sont vulgarisées dès leur début par l'initiative des feuilles quotidiennes.

Il n'est actuellement personne qui n'ait *son opinion* sur la tuberculose.

Nous aurons l'occasion d'examiner par le menu les avantages et les inconvénients de cet état des choses. Voyons tout de suite la situation qui est faite au médecin praticien au milieu des courants et des tourbillons de l'opinion.

Au sortir de la Faculté, le jeune médecin est lancé dans la foule, muni d'un bagage scientifique déterminé dont les grandes bases sont approximativement les mêmes pour les élèves d'une même génération, aux qualités individuelles près...

Plusieurs cas peuvent se présenter : ou bien il va vieillir parmi les mille soucis d'une besogne pénible sans améliorer ou modifier le bagage des *idées utiles* qu'il a reçues, qu'il conserve et qu'il met en pratique. Ce type de médecin n'est pas rare, il n'est pas à plaindre si l'on considère que le bonheur est dans la quiétude et la valeur médicale dans la seule honnêteté.

Souvent, d'autre part, le médecin veut s'efforcer de

suivre, de son coin, et par le moyen des périodiques, les variations incessantes qui vont se produire dans cette partie des connaissances humaines. Que ce soit par simple curiosité personnelle ou pour des nécessités d'ordre professionnel, il devra dès lors se donner un mal incessant et vivre dans une instabilité de convictions qui n'est toutefois qu'une affaire d'entraînement.

Celui qui n'aura pour souci que de se " maintenir au courant " pourra très vite acquérir la belle indifférence nécessaire, appliquer les choses nouvelles parce qu'elles sont nouvelles, et négliger l'incohérence des méthodes qui se suivent et qui ne se ressemblent guère.

Celui qui " établira des rapports, " qui fera des rapprochements et des comparaisons, et qui juxtaposera l'effet produit à l'effet annoncé, parsèmera sa vie de praticien de réflexions un peu analogues parfois aux méditations du solitaire qui, loin de la turbulence du monde, avec la perspective de l'éloignement, prend des choses une vision toute simple et qui n'a le mérite que d'être dépourvue de parti-pris.

Celui-là compare les statistiques qu'il n'a pas dressées lui-même, et en tire ses conclusions personnelles ; il essaie les médicaments préconisés par d'autres et prend de leur action une notion précise et désintéressée ; il mesure la valeur des théories à la qualité de leurs conséquences ; il ne se laisse pas séduire par l'éclat des doctrines, mais s'efforce, dans l'amas des faits qu'apporte chaque jour, de séparer l'utile du superflu, de mettre en évidence le contradictoire et l'incohérent, et d'apporter, dans ce sens critique, sa contribution personnelle et modeste à l'édification de la vérité.

Il ne doit point perdre de temps; il doit accumuler, choisir, ordonner, et satisfaire aussi aux besoins de sa clientèle et aux nécessités de sa situation. Assez loin du centre sans cesse en ébullition et en transformation où se cuisinent les connaissances, il n'accepte avec enthousiasme que ce qui a résisté victorieusement à la critique d'autrui puis à son inquisition personnelle. Il s'efforce de prévoir le déclin des dogmes et d'atténuer à son usage les conséquences de leur rigueur; et si tous ses maîtres lui apprirent qu'il faut, par exemple, traiter les tuberculeux par un repos absolu, il ne s'étonne pas outre mesure en voyant une nouvelle méthode anglaise améliorer les mêmes malades par un exercice musculaire progressif.

*
* *

Il nous a semblé intéressant, sinon utile, de rassembler les notes, les réflexions que nous ont suggérées une longue pratique de la clientèle et l'observation d'un grand nombre de tuberculeux.

Nous le répétons : ce petit livre ne prétend à rien de didactique. La tuberculose est un sujet si vaste, que l'on aurait encore forte affaire d'envisager une mince partie des questions qu'elle comporte.

Nous donnerons donc seulement quelques réflexions critiques sur la diététique des bacillaires, l'hygiène générale et particulière de la grande maladie et la notion de contagiosité.

Qu'on nous passe parfois une manière d'esprit qui ne veut pas être de l'amertume et qui n'a point le droit d'être de l'ironie. Le praticien, du fait même qu'il doit mettre *en pratique* les idées venues d'ailleurs, est si près des réalisations, qu'il supporte plus péniblement que tout autre le poids des erreurs, sans, affirmons-le, goûter plus profondément la joie des succès. Cela donne droit à une réserve qui n'est ni pessimiste ni sceptique mais que commande l'expérience et que fortifie l'histoire même de la science.

E. PETTIDI.

NOTES SUR LA DIÉTÉTIQUE

DU TUBERCULEUX

L'opposition actuelle du dogme récent et déchu de la suralimentation et de la pratique de l'alimentation dite rationnelle et que l'on nomme encore alimentation supplémentaire raisonnée, ramène à l'ordre du jour tous les points de diététique qui forment la base du traitement de la tuberculose et qui garderont cette place prépondérante tant que les efforts vers une thérapeutique générale de cette grande maladie seront maintenus en échec.

La doctrine de la suralimentation n'est pas encore détruite et ne saurait l'être de sitôt. Tous les médecins promus par l'Ecole il y a dix ou quinze ans ont emporté dans leur province un bagage de préceptes extrêmement arrêtés sur le *gavage* des phtisiques ; et, pour cette fois, les conseils de la Faculté n'ont pas trop contrarié le public naturellement porté à chercher le salut au fond de l'écuelle.

Les tuberculeux ont mangé pendant ce temps, de gré ou de force, d'énormes quantités de victuailles, aggravées de toute une pharmacopée tonique, alimentaire et reconstituante, cela sous l'œil et la férule du médecin. Tous les livres récents sur la question font scandale sur des régimes d'une surabondance grotesque, car l'on apporte à détruire l'édifice la même ardeur qui fut employée à l'assurer ; mais il faudra plus de temps, et nous devons encore, pendant de longues années, voir tels malades dont la surface d'hématose est réduite de moitié s'alimenter à l'excès, au mépris des avertissements de leur thermomètre, au péril de leur estomac et de leur rein, et surtout au petit bonheur des diététiques toutes faites et des menus établis dans les traités spéciaux.

Les meilleurs travaux ont, pourtant, été présentés ces temps derniers sur la question. Je crois que la diététique générale de la tuberculose a fait de réels progrès dans les livres ; mais il est à craindre que l'établissement des régimes particuliers ne se soit que fort peu amélioré ; j'entends dans les clientèles privées, excluant l'organisation alimentaire des sanatoria et des hopitaux dont il ne m'appartient pas de parler.

Il n'y a plus rien de général dans l'exercice normal de la médecine de ville ou de campagne, et la clinique, particulière par essence et par définition, y devient plus particulière encore, c'est-à-dire perd le moindre bénéfice de généralité.

Cette proposition, presque évidente, n'en est pas moins bonne à répéter surtout lorsqu'il s'agit de tuberculose. Il suffit d'avoir vu une vingtaine de cas de tuberculose dans une clientèle rurale et autant dans une ville pour remarquer que la plupart des malades envisagés ne peuvent, en aucune façon, s'accommoder logiquement des préceptes d'une hygiène, même largement établie, et des cadres d'une diététique, même inspirée de la plus grande prudence.

Cela est imputable à la condition même de la médecine et non à la valeur des théories et des ouvrages souvent animés d'un esprit scientifique fort précieux et toujours de cette grande bonne volonté médicale qui ne doit qu'à son enthousiasme même de pécher contre l'esprit critique.

Nous ne prétendons pas ajouter à des travaux nombreux, précis, extrêmement documentés et qui ont fixé, quant à l'hygiène générale et particulière des phtisiques, tout ce que semblaient imposer les données de la physiologie, de la chimie, et, aussi, de la climatologie, de l'hydrologie, etc.... etc.... Nous ne désirons pas, actuellement non plus que jamais, tenter une théorie même partielle, tant à cause de notre faible compétence en matière d'induction, que par crainte des dangers prochains et lointains que les doctrines comportent dans une science vitale comme la médecine, toujours individuelle dans ses applications, dans une science où tout s'établit par analogie et où la vérité se formule par petites doses. C'est parce que nous avons vu des régimes bien faits s'adapter trop souvent mal, certains malades tirer le plus grand bien d'une infraction aux règles les plus strictes et les exceptions fourmiller dans les lois les plus absolues, que nous avons désiré noter quelques réflexions venues dans la pratique quotidienne de la médecine et l'étude prolongée de patients pour lesquels les théories en cours ne nous avaient donné que des déboires. Et puissent ces paroles modestes se perdre au milieu des attaques plus virulentes et plus autorisées dont le corps médical accable avec raison les doctrines révolues.

On n'a pas toujours suralimenté les bacillaires. Il est à croire que le bon temps les a vu saigner et mettre à la diète et le souvenir n'est pas demeuré qu'il en soit mort alors davantage que de nos jours.

Les meilleurs travaux ont servi de base à cette grande tentative alimentaire, et l'enthousiasme qui l'a saluée semblait des mieux fondés.

Je ne sais pas s'il y a lieu de voir dans le gavage que pratiquait Monsieur Debove avant le règne de la suralimentation un argument capable de plaider en faveur de cette dernière. Il s'agissait, en l'espèce, de malades présentant, avant tout, une grande intolérance gastrique caractérisée par des vomissements ; le Professeur Debove parvint à leur faire tolérer des aliments en les gavant à la sonde œsophagienne et ce procédé, qui sans doute évitait un reflexe devenu habituel, arrêta l'amaigrissement et parut provoquer de " véritables résurrections ". On a, depuis longtemps, discuté ces expériences, mais elles n'en ont pas moins servi de point de départ à la suralimentation par le lait, les œufs, les poudres de viande, etc.... Doit-on dire qu'il y avait suralimentation ? Il semble surtout qu'il y ait eu là un ingénieux moyen d'alimentation chez des dyspeptiques.

Je ne crois pas qu'il faille insister sur les résultats éloignés ; en matière de tuberculose on enregistre les tickets de bascule pendant deux mois et l'on généralise. Dès qu'un malade engraisse un peu, on le publie;

et tel qui donne la courbe du poids méconnaît la courbe thermique ou la tension artérielle. Mais, parallèlement, dans l'étude expérimentale des médicaments antithermiques, tel qui donne le tracé de la température, omet le graphique des pesées etc... etc...

Evidemment nous ne hasardons pas ces choses à l'égard des travaux scientifiques précités dont la valeur n'est point mise en cause ; tout résultat intrinsèquement parfait pouvant donner aux mains d'autrui des conclusions aventurées.

Nous savons que l'impulsion maîtresse pour la suralimentation fut fournie par les travaux d'Héricourt et Ch. Richet. Le caractère physiologiquement précis des expériences, la haute personnalité des expérimentateurs, donnaient à ces recherches une autorité toute particulière.

Héricourt et Richet opéraient sur plusieurs lots de chiens qu'ils soumettaient les uns au régime de la viande crue, les autres au régime mixte de la viande cuite et de la bouillie, les derniers au régime stricte de viande cuite. On sait que seul le régime de la viande crue donnait des survies éloignées, après tuberculisation en masse de tous les lots d'animaux. La poudre de viande ne donnait, ici, que de très mauvais résultats.

Les auteurs de travaux sur la question avouent depuis que les résultats de ces expériences "ont été beaucoup exagérés" D'ailleurs ils les discutent, et, tout naturellement, en reconnaissant un peu tard que le fait est prématuré d'induire d'un cas de l'animal à la généralité de l'homme.

Je dis : un peu tard, car on n'en a pas moins ancré pour longtemps dans les mœurs du tuberculeux un goût immodéré des viandes crues auxquelles on a dû depuis des anorexies persistantes, des vomissements, des phénomènes vasculaires provoquant l'hémoptysie, des états intestinaux et des altérations rénales — sans préjudice des parasitoses et des intoxications.

Il y avait pourtant dès l'abord plus grosse critique à formuler sur l'institution de cette zomothérapie.

Non seulement on ne peut pas conclure du chien à l'homme, mais encore moins en matière alimentaire qu'en toute autre chose. On a dit, au moment des expériences, que la viande crue mettait le chien en état de résistance — car on a fait intervenir ces graves questions de réceptivités, si vraiment importantes, et encore, et toujours. — N'était-il pas plus juste de renverser la proposition et de dire : la viande crue étant l'aliment normal du chien à qui la nature n'offrait pas primitivement des proies toutes cuites, de dire, dis-je, que la viande cuite mettait au contraire le chien en état d'infériorité. Il y a eu des chiens normalement nourris qui ont résisté normalement à une manœuvre (si peu déterminée) d'inoculation ; et il y a eu des chiens, désservis par un régime débilitant, qui ont rapidement cédé au virus.

Lorsqu'on voit périr sous nos climats les êtres importés des régions lointaines, qu'ils s'agisse des nègres ou des singes anthropoïdes, personne ne songe à dire que, chez eux, leur nourriture courante : riz, bananes, dattes ou noix de coco, est particulièrement apte à les rendre réfractaires à la tuberculose. Tout le monde pense plus simplement que, malgré l'abondance et les qualités des aliments qu'ils prennent dans nos régions, ils ont changé gravement leurs habitudes organiques et se sont mis en état de moindre résistance. Mais ce n'est pas parcequ'un aliment est médiocre qu'il faut proclamer les nourritures normales comme électivement thérapeutiques et préservatrices.

Que dire encore sur cette pratique sinon que malgré ses détracteurs elle n'en jouit pas moins de la plus grande faveur.

Richet a fait, sur l'homme, quelques essais pauvres de conclusions cliniques, mais intéressants quant à l'évaluation de certaines substitutions alimentaires — on a poursuivi des expériences parallèles sur le cochon d'Inde qui sont demeurées aussi peu concluantes.

Néanmoins la zomothérapie a subsisté et survit même à la suralimentation. Nous aurons l'occasion d'en reparler et de définir le bien que nous en pensons.

Ajoutons pour mémoire et pour donner plus de relief aux rapprochements que les chiens mouraient de cette même poudre de viande si chère aux malades gavés à la sonde œsophagienne.

* * *

A vrai dire, le corps médical dirigeant n'est plus guère divisé sur le chapitre de la suralimentation.

Depuis près de dix ans — on ne le dirait pas, — la déjà vieille doctrine est énergiquement battue en brèche.

Il suffit pour s'en convaincre de lire les articles de Sabourin sur le traitement rationnel de la phtisie, les mémoires de Barbary, de Jaubert, les cliniques de Rénon, les rapports de Malibran et tant d'autres plaidoyers motivés. Landouzy accole au mot de suralimentation le vocable de surintoxication ; des petits calculs de calories sont faits et aboutissent à des chiffres grotesques ; on commence à se méfier des engraissements intempestifs autant que des amaigrissements inquiétants ; on constate des dyspepsies, des entérites, des albuminuries, des éruptions cutanées. Des malades bien gavés se mettent à cracher le sang et obligent le médecin à quitter la cuisine pour mesurer la tension ; on voit même des tuberculeux devenir lithiasiques, goutteux, diabétiques, etc.

M. Rénon dans un ouvrage sur le traitement pratique de la tuberculose pulmonaire cite un régime de suralimentation qui représente, à peu près, de 5.000 à 6.000 calories. Un semblable chiffre est à priori ridicule, s'adressant à un malade au repos absolu, à un malade capable de fixer moins d'oxygène que l'homme normal; mais à quelles autres surprises conduirait-il si par un examen plus proche de ses parties constituantes il révélait le gâchis physiologique auquel doivent donner lieu toutes les transformations alimentaires et les mises en réserve et les mises en action...

D'ailleurs on cesse d'attacher de l'importance au fait seul d'engraissement. On a découvert le phtisique obèse à la 3e période et on a remarqué que l'on pouvait entretenir fort longtemps dans un état général satisfaisant des phtisiques jeunes et vieux bien mis en état d'équilibre alimentaire et dont l'état de maigreur relative cesse d'être inquiétant lorsqu'il est bien surveillé et bien apprécié.

Cependant, la plus grande difficulté entre en jeu lorsqu'on désire obtenir dans une famille une diminution de l'alimentation chez un phtisique. La puissance et le lointain effet des doctrines sont tels que la plus vive résistance est opposée dès qu'on ne parle plus de surnourrir le malade. Il faut être sûr de son influence et encore ne rassurera-t-on pas toujours l'entourage du bacillaire, parents non guidés par les conseils et amis de l'oreille et du pouls, mais bien par le seul aspect de la figure et du corps.

J'avoue moi-même être obligé de rédiger presque toujours mes premières ordonnances dans un sens de suralimentation, par pure politique, saisissant dans la suite tous les prétextes pour modifier puis restreindre le régime. On est moins maître du tuberculeux que de tout autre malade, l'amas de littérature relative à cette affection, la continuelle publicité des droguistes, l'initiative autoritaire des personnalités les moins averties et tant d'autres choses encore, multipliant les obstacles à l'action particulière du médecin.

*
* *

Depuis qu'on ne résume plus le traitement de la tuberculose par trois mots : " *Suralimentation, aération, repos* " on a tenté d'établir les besoins de l'organisme tuberculeux. Nous allons passer en revue les principales conclusions des travaux consacrés à cette partie de la question.

Disons tout de suite que cette évaluation des besoins d'un organisme malade n'a pas donné de résultat général, ou plutôt que les résultats prétendus généraux obtenus par divers auteurs sont entrés en contradiction.

S'il est possible, pour un organisme sain, schématiquement sain, d'induire des expériences particulières à quelque règle ayant force de loi, la chose devient gravement compliquée dès que l'on s'adresse au malade. Un corps de phtisique représente bien une machine humaine, avec ses pertes, ses gains, son rendement, mais une machine faussée par la lésion pulmonaire, et faussée d'une façon toujours variable selon l'âge, le sexe, la race, la saison, la nature du climat, la profession, la virulence de l'agent pathogène, l'étendue et la nature des lésions.

— J'ai prononcé le mot de profession, j'aurai l'occasion de revenir sur ce sujet —

Si l'on peut, chez l'homme sain, égaliser toutes les

conditions, ou à peu près, par une discipline de laboratoire, il reste, chez le malade, une fonction que l'on ne peut ni évaluer ni modifier et qui est la lésion même.

Aussi voyons-nous certains auteurs enregister chez les phtisiques une déperdition azotée que d'autres auteurs discutent ou nient.

L'hypothèse de la désassimilation azotée a trouvé des partisans en Allemagne et en France. On a cru remarquer que l'équilibre azoté ne peut être maintenu que moyennant une ingestion d'azote très supérieure à la prise nécessaire à l'homme sain.

Cette hypothèse qui semblait donner raison à la suralimentation et particulièrement à la suralimentation carnée, la plus riche en apport d'aliments plastiques, d'azote, cette hypothèse a immédiatement trouvé des contradicteurs ; et certains expérimentateurs de bonne foi avouent n'avoir pas constaté cette désassimilation azotée chez le phtisique.

En principe elle ne semble pas impossible : un sujet amaigri, fébricitant pouvant facilement prendre sur son azote foncier, somatique et créer des vides dans le bilan.

En fait, cette déperdition particulière n'est pas prouvée, les méthodes qui ont servi à l'établir n'ont jamais eu un caractère suffisamment précis, — et puis il y a peut-être là cet état d'esprit qui dit, autre part, que des chiens consomment plus parce qu'on leur donne en abondance une nourriture qui leur convient, et qui dit, ici, que les malades perdent excessivement de l'azote parcequ'on leur en fournit excessivement dans leur alimentation.

On ne peut pas faire de réforme radicale, en médecine moins qu'ailleurs, et les méthodes alimentaires actuelles alimentent encore trop les malades — bien qu'elles marquent déjà une réaction très vive.

Elles l'alimentent trop encore parcequ'elles tiennent pour certaine une déperdition azotée qui n'est pas prouvée, comme nous l'avons vu, et qu'elles cherchent à la combler non seulement avec des aliments plastiques mais encore avec des substances combustibles propres à fournir du travail musculaire, ce qui est absolument inutile, ou de la calorification, ce qui est nuisible.

M. Laufer qui nourrit fort raisonnablement les phtisiques a tenté l'établissement d'un certain nombre de chiffres tendant à résumer calorimétriquement les besoins des malades tantôt apyrétiques, tantôt fébricitants qu'il a mis en expérience. Il a réussi à déterminer des cadres de diététiques assez précis et dans lesquels on peut faire rentrer la plupart des cas — Ce qui résulte plus clairement de ses recherches, c'est que les besoins du tuberculeux en albumine sont modérés et variables avec chaque malade.

En conséquence ces travaux ramènent à cette conclusion que rien n'est moins fixe que la consommation azotée du phtisique et qu'il faut, dans chaque cas, avec des tatonnements, fixer cette consommation en se basant sur les données quotidiennes de la clinique, sur les indications de la balance, et, si l'on peut, de l'analyse d'urine.

Les indications des analyses sont, à ce point de vue aussi précieuses que la courbe du poids; elles révèlent les principaux excès de dépense et orientent les projets alimentaires que le médecin peut faire pour chaque malade, individuellement.

D'ailleurs les teneurs de l'urine en matière minérale donneront les plus précieux renseignements. Je me suis toujours bien trouvé de faire pratiquer pour chacun de mes malades des analyses d'urines renouvelées à peu près toutes les deux semaines et portant sur les chlorures, l'urée, le soufre et les phosphates. Je pouvais ainsi surveiller l'élimination de l'azote (sous sa forme principale,) et des matières minérales.

Nous aurons l'occasion de revenir sur la question des besoins de l'organisme tuberculeux en matières minérales. Demeurons au préalable sur le chapitre de l'équilibre azoté.

Lorsque, par des évaluations particulières au malade envisagé, on est parvenu à fixer à peu près les besoins d'aliments quaternaires, sous quelle forme les doit-on fournir ?

Nous avons déjà exposé critiquement la zomothérapie et les abus auxquels elle a donné lieu et les accidents qu'elle peut déterminer. Il nous faut maintenant reconnaître la valeur réelle de la viande en général et de la viande crue en particulier lorsqu'on veut bien user de cet aliment avec à propos et modération. Ce qui entretient beaucoup de médecins dans la prédilection de la zomothérapie, c'est la vieille doctrine de l'antagonisme des diathèses arthritique et tuberculeuse : « l'arthritique ne devient pas tuberculeux ou mieux lutte victorieusement contre la tuberculose ; or l'abus des viandes saignantes ou crues favorise l'arthritisme en introduisant dans la nutrition déjà ralentie de l'arthritique des toxines étrangères qui s'ajoutent aux toxines autochtones et en précipitent l'action ; donc donnons à notre tuberculeux des viandes saignantes ou crues et nous aiderons à l'action de ces bonnes toxines dont on fait les arthritiques, de ces toxines qui font le tissu fibreux et les cicatrices ; essayons de transformer notre tuberculeux en un arthritique ".

Si les doctrines disparaissent, elles n'en laissent pas moins des foules de préjugés et des raisonnements d'une apparence charmante et d'une valeur fantaisiste amusante. On entend encore souvent le raisonnement précédent bien qu'on ait vu ces temps-ci les tuberculeux faire des accidents d'arthritisme sans cesser d'être tuberculeux et les toxines alimentaires créer des lésions nouvelles sans modifier les anciennes.

Je ne sais si le nombre des phtisiques diminue, mais certainement le nombre des arthritiques est en droit d'augmenter. L'alimentation des villes consomme une quantité excessive de viande que les préjugés récents sur la tuberculose n'ont évidemment pas diminuée. La viande de cheval, particulièrement recommandée par son intégrité au point de vue parasitaire et son prix modéré pour l'alimentation des bacillaires, est actuellement tellement entrée dans les habitudes culinaires des classes populaires que le nombre des boucheries spéciales a, ces temps derniers, considérablement augmenté et que chacun des établissements possède une machine à hacher et débite chaque jour des quantités considérables de viande crue ainsi sommairement préparée.

Nous avons assez critiqué l'usage immodéré de la viande crue dont on écœure la plupart des phtisiques pour dire cependant que, présentée habilement et en petites quantités, c'est un aliment souvent bien digéré, nutritif (dans le sens plastique de réparation dont nous avons parlé déjà) et qui agit activement sur la secrétion du suc gastrique.

Cette propriété m'a fait l'employer électivement au début du repas et presque comme hors-d'œuvre ou mieux comme apéritif peptogène. Je la fais prendre — selon un procédé assez connu — de préférence dissimulée entre les deux feuilles de jambon d'un sandwich léger.

Beaucoup de livres donnent des formules excellentes de marmelades, de loocks, de conserves destinés à présenter et à masquer la viande crue ; je n'emprunterai rien à ces ouvrages et chercherai, au contraire, à signaler une difficulté purement morale de la prescription de cet aliment.

Un certain nombre de thérapeutes poussés par les idées de Richet ont considéré la viande crue comme possédant une valeur opothérapique élective contre la tuberculose. Il en est résulté dans le public une étroite association d'idées entre les mots *viande crue* et le mot *phtisie*. Tant et si bien que si, à l'issue d'une consultation, on ordonne de la viande crue sous une forme ou sous une autre, malade et famille se croient immédiatement fixés sur la nature du diagnostic.

Je crois que cette seule considération doit éveiller la prudence du médecin qui a souvent tout intérêt pour se ménager de la latitude à ne pas provoquer l'inquiétude et immédiatement l'affolement du patient.

Tout bacillaire qui ne maigrit pas peut satisfaire à ses besoins d'azote par le concours des aliments quaternaires, végétaux et animaux. Si l'on compte avec l'albumine des œufs, avec l'albumine du pain, avec celle des légumes et des fruits on peut répartir sur toute l'alimentation cette fonction réparatrice qui, répétons-le doit s'exercer avec prudence. Si l'albumine est fournie en excès, elle est transformée selon les besoins du corps en substances ternaires qui seront ou des graisses ou des hydrates de carbone, c'est-à-dire des matières sucrées.

Cela ramène un point fort important de physiologie: Un essai de suralimentation pratiqué avec prédominance d'une espèce d'albumine n'est d'aucune utilité pour le malade et pour l'homme sain.

L'ancienne théorie de Magendie exprimait l'insuffisance des albuminoïdes à entretenir la vie. Cette proposition, d'ailleurs fausse, résultait de la mise en cause, pour les expériences, d'une seule espèce de matière protéique dont on alimentait un animal. On sait depuis que la molécule de matière albuminoïde est formée d'une certaine quantité d'éléments dissociables, parmi lesquels la cellule vivante choisit, pour reconstituer une albumine semblable à la sienne propre. Une seule et constante albumine ne peut pas suffire à cette synthèse et il faut fournir au corps les éléments variables nécessaires à la préparation de sa matière protéique fondamentale. La diététique du tuberculeux peut bénéficier de cette vérité physiologique et s'en inspirer dans le mélange des matières azotées qui seront empruntées à toutes les variétés nutritives.

Tant qu'a duré l'influence de Liebig, on a pu pousser à la consommation des substances quaternaires. La notion de l'aliment *plastique* opposé à l'aliment *respiratoire* comportait aussi l'hypothèse d'une usure des albuminoïdes du corps, et particulièrement du muscle. L'apport quotidien devait remplacer cette perte d'azote, et, s'il se présentait en excès, il n'entrait plus dans la composition des tissus qui n'en avaient pas besoin, mais formait réserve à cet état quaternaire, constituant ce que Voit appelait *l'albumine circulante* et ce qui correspond encore à la *consommation de luxe* de Budder et Schmidt.

Ces théories ont vécu ; on admet aujourd'hui que l'albumine est décomposée aussitôt après son introduction dans l'organisme et que l'azote en est presque complètement éliminé.

Il est donc impossible de doser l'albumine nécessaire au corps en mesurant la quantité d'azote éliminée, puisque seule une très petite partie de cet élément peut être fixée directement.

Si nous donnons au tuberculeux un excès d'azote, même présenté sous des formes variées, il va donc en prendre sa portion d'entretien, puis décomposer le reste. Et que va-t-il en faire ?

Il va d'abord en faire de la graisse. C'est le but poursuivi par une alimentation carnée intensive.

Cette transformation est indiscutable ; d'anciennes expériences de Hoffmann et de Pflüger ont prouvé que des animaux exclusivement nourris de matières protéïques pouvaient engraisser de façon notable. Mais il n'en reste pas moins évident que poursuivre l'engraissement du malade par une source si indirecte, comportant tant de déchets et réclamant un tel travail organique, c'est à la fois fatiguer le patient et user inutilement d'un aliment dont l'emploi doit, répétons-le, être modéré.

Si le malade fait des dépenses musculaires, — le cas se présente et nous l'envisagerons plus loin — il pourra utiliser l'excès d'albumine. En effet on sait que cette transformation des albuminoïdes en hydrates de carbone, impossible *in vitro*, est réalisée par les animaux.

Nous ne devons pas craindre, même en ces simples réflexions, d'entrer dans ces considérations physiologiques qui peuvent nous mener à des vues pratiques de la plus haute importance.

Or, on est parvenu à donner une solution à ce problème de la transformation des albumines en matière sucrée, et nous pouvons croire, selon les équations de Chauveau que cette transformation comporte un passage par le stade intermédiaire des graisses. La conclusion est simple, les deux étapes de cette réaction intraorganique — partant des albumines en excès pour aboutir à des matières sucrées utilisables pour le travail musculaire — réclament toutes deux d'assez grandes quantités d'oxygène.

Ce travail organique est à envisager de près chez les malades pour lesquels on doit se montrer extrêmement économe d'oxygène, chez des malades qui, par l'étendue progressive de leurs lésions voient chaque jour se réduire l'hématose jusqu'à l'asphyxie finale.

Nous venons de signaler la nature des divers dangers auxquels expose l'usage immodéré des albumines dans l'alimentation. Nous avons exposé les principes et la critique des régimes carnés, voyons les autres sources d'albumine dans lesquelles le tuberculeux devra puiser et comment ce devra se faire.

*
* *

Dans quelle mesure doit-on utiliser les œufs ?

L'œuf est, à la fois, un apport d'albumine et de graisse. L'opinion sur cet excellent aliment a beaucoup varié dans ces derniers temps. A l'époque de la plus grande vogue de la suralimentation on a vu des malades absorber de douze à quinze œufs par jour, en surcroît d'un régime fort abondant par ailleurs.

Malgré son excellente valeur alimentaire, il ne faut pas oublier que l'œuf possède l'inconvénient de constiper et de favoriser les putréfactions intestinales.

Néanmoins ce n'est pas cet assez mince désavantage qui prescrit la modération dans l'usage des œufs. MM. Albert Robin et Binet ont alimenté des phtisiques en ajoutant au régime fixe établi une dose quotidienne de douze œufs crus. Ils ont observé que les échanges respiratoires étaient fort élevés pendant toute la durée de ce traitement.

Dans une seconde période ils ont abaissé le nombre des œufs à six par jour, toutes conditions égales d'ailleurs, et ils ont vu ce régime apporter une notable modération dans les échanges respiratoires, cependant que le malade prenait du poids et se portait d'une façon fort satisfaisante.

Leurs conclusions tendent donc à restreindre le nombre des œufs que peut consommer quotidiennement un phtisique à six ; quantité pour laquelle l'état général du malade reste bon sans surmenage dans le travail d'oxydation.

Ces résultats confirment les faits physiologiques cités plus haut et qui démontrent comme quoi une consommation exagérée d'albumine se traduit finalement par une dépense complémentaire d'oxygène.

Or une grande loi thérapeutique réclame la mise au repos de tout organe lésé. Cette loi — qui avec l'aide de la chirurgie a pu dans tant de cas donner des résultats surprenants — n'est pas évidemment appliquable à un organe comme le poumon. Au moins doit-on tenter de modérer le travail de la respiration par la nature du régime et l'hygiène générale. S'il est grossièrement contre-indiqué de faire courir un tuberculeux jusqu'à l'essoufflement, il est de même fort mauvais de lui fournir des aliments de telle façon qu'il doive faire surtravailler l'organe qui réclame le plus de ménagements.

Plusieurs phtisiothérapeutes se rallient à ce chiffre maximum de 6 œufs par jour — on peut les prendre à part, peu cuits, aux petits repas du matin ou de dix heures — on peut aussi les prendre pendant les grands repas, à la coque ou incorporés à des cuisines plus complexes.

A défaut d'œufs de poules, les phtisiques tireront un bon profit de l'usage des œufs de hareng, fort appréciables, ou du caviar qui constitue un hors d'œuvre profitable et d'un haut goût, bien que coûteux.

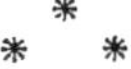

Le lait, comme l'œuf, représente à la fois un apport de graisse et un apport d'albumine : par surcroît il contient du sucre et des sels minéraux. C'est donc un aliment complet capable de rendre de grands services dans la tuberculose tant par sa valeur nutritive typique que par sa faible toxicité.

Il ne nous appartient pas de régler les conditions d'obtention d'un bon lait, pur et indemne de bacilles, ce qui est la moindre des choses. Néanmoins j'insiste encore sur ce point d'une si grosse importance, les cas d'infection primitive imputés au lait ne se comptant plus.

Le lait fera partie intégrante de l'alimentation du phtisique, il apparaîtra aux petits repas et entrera dans les associations culinaires — entremets, sauces — des grands repas.

A moins d'un goût spécial je ne conseille pas la prise du lait comme boisson régulière. Ce procédé, nutritivement excessif, est propre, par surcroît, à provoquer des fermentations intestinales, non moins qu'à restreindre l'appétit.

Je veux également insister sur la nécessité de désinfecter et de nettoyer régulièrement la bouche du malade après les prises de lait.

Le lait qui demeure sur les muqueuses buccales, après l'ingestion, entre très rapidement en fermentation. Il s'ensuit une sensation désagréable, propre à déterminer l'anorexie et à rebuter le malade.

Or un nettoyage régulier de la bouche avec l'eau de Vichy ou simplement l'eau alcalinisée par le bicarbonate de soude suffit à préserver de ces fermentations et à maintenir en bon état le goût et les facultés du bacillaire.

Bien évidemment, si l'entérite est venue compliquer la situation, il est indiqué de supprimer du régime le lait qui devient particulièrement nuisible.

Dans de tels cas on fait avec succès bon usage des képhirs et autres préparations de laits fermentés. En Orient nous avons souvent eu recours à cette excellente préparation qu'on appelle Yaghourt et que l'on trouve actuellement en France sous le nom de "Maïa Bulgare".

Mais il est un usage du lait pour lequel j'ai eu souvent d'excellents résultats : chaque fois qu'un de mes tuberculeux a présenté une tendance à l'hémoptysie avec une tension vasculaire élevée, je l'ai soumis pendant quelques temps à un régime très modéré, et en grande partie lacté, et je n'ai eu qu'à me féliciter de cette précaution.

En effet, le lait, aliment diurétique, non toxique, bien digestible est nutritif et hypotenseur. Le même ensemble de propriétés qui le fait employer dans les affections cardio-vasculaires le recommande formellement dans les formes de phtisie où domine l'éréthisme artériel.

Je dois insister sur cette question qui m'a valu de longues inquiétudes bien connues des praticiens. Il existe des tuberculeux dont toute l'histoire est dominée par la frayeur de l'hémoptysie.

Souvent le crachement de sang a marqué le début de la maladie, depuis il est revenu, régulièrement ou non, plus ou moins abondant, — mais toujours accompagné et suivi d'un grand affolement du malade et de son entourage. S'il s'agit d'une femme, la période qui précède les règles voit toute la maison inquiète, les seringues prêtes, le médecin sur les dents, la pharmacopée au pillage.

De toutes façons le malade passe de terribles moments, des impressions subjectives fausses le maintiennent sans cesse dans la terreur d'une hémorragie imminente et le médecin, constamment mis en devoir d'agir, épuise toutes les médications hypotensives, les nitrites, les guipsines etc....

J'ai soigné des malades qui possédaient, dans leur table de nuit, un petit appareil à ressort pour mesurer la tension artérielle et qui passaient leur journée à apprécier les qualités de leurs pouls où à examiner leurs crachats à la loupe.

On ne saurait trop faire pour améliorer à la fois

l'état mental et l'état vasculaire de ces malheureux ; j'estime que le régime alimentaire seul par l'usage exclusif des aliments hypotenseurs peut apporter un remède à cet état de choses. D'ailleurs la frayeur des patients les rend extrêmement malléables et dociles, et c'est souvent par la menace de l'hémoptysie que j'ai vu des bacillaires renoncer d'eux-mêmes aux excès de la suralimentation et ne s'en pas porter plus mal.

***

Les légumes constituent un groupe alimentaire admirable par la variété qu'il présente, tant comme goût que comme composition et que comme propriétés diététiques.

Si nous englobons dans ce mot de légumes — en étendant beaucoup sa signification — tous les aliments végétaux, nous pourrons et nous devrons faire d'inévitables subdivisions.

Il y a d'abord les féculents, dont les principaux types sont la pomme de terre, le riz, la châtaigne et qui sont caractérisés par leur faible teneur en albumine.

En dehors de cette petite quantité de matières protéiques, ces végétaux contiennent des traces de graisse, des sels minéraux et de très fortes proportions de matières sucrées ou hydrocarbonées.

Ce sont donc des aliments dits *respiratoires*, en ce que, introduits dans l'organisme, ils sont ou brûlés par le travail musculaire qui les consomme sous forme de glycogène, ou mis en réserve sous forme de graisse, pour être brûlés plus tard.

Nous verrons plus loin l'importance générale et particulière qu'il faut donner aux hydrates de carbone dans l'alimentation des phtisiques. Au préalable nous allons achever de passer en revue les autres aliments végétaux.

Un second groupe est formé par les céréales, plus riches que les féculents en albumine et non moins riches en hydrates de carbone ; citons le froment, d'un usage si constant dans notre alimentation, puis l'orge, le seigle, le maïs, l'avoine, qui ne font pas, au même titre, partie des matériaux culinaires, mais qui, chez le tuberculeux n'en possèdent pas moins une importance diététique considérable.

Enfin vient le groupe le plus intéressant et le plus précieux des végétaux ; nous avons parlé des légumineuses: lentilles, haricots, pois, fèves, à la fois riches en matières sucrées et en matières azotées, une des plus grosses réserves d'énergie dont puisse disposer la diététique.

Dans quelles proportions et de quelles manières user de ces ressources alimentaires ?

Etant donnée l'opinion que nous avons formulée contre la suralimentation albumineuse présentée sous forme carnée, on ne s'étonnera pas de nous voir préférer l'albumine végétale, dépourvue de toxines, bien associée aux corps des autres groupes, peu fermentescible, assez bien digérée et présentant l'avantage d'être associée à des déchets cellulosiques qui agissent heureusement sur les parois de l'intestin en procurant des selles faciles.

Il semble donc indiqué de combiner l'alimentation végétale aux œufs et à de petites quantités de viande pour l'établissement d'un régime suffisant, hypotenseur et qui ne fatigue ni l'estomac ni le poumon. Mais la question ne se ramène pas là...

L'albumine végétale est fournie en même temps qu'une quantité plus ou moins forte mais toujours assez considérable de substances hydro-carbonnées. Quel est le sort de ces dernières après leur introduction dans l'économie du tuberculeux ?

***

RÉFLEXIONS

Nous avons parlé plusieurs fois du cas où le malade faisait un travail musculaire.

Cela paraît parodoxal. Cependant il importe de parler du tuberculeux qui travaille et le moment me semble venu de cette discussion.

Je dis cela semble paradoxal, car on est convenu de supposer le tuberculeux comme un malade strictement couché sous la surveillance d'une ou plusieurs infirmières et passant son temps à se gaver d'aliments, à sommeiller dans les galeries d'aération ou à monter sur la bascule.

En principe je trouve excellent, idéal un tel emploi du temps pour un bacillaire. Je ne porte pas un diagnostic, même prématuré de phymatose sans exiger avec les menaces d'usage et les gros yeux et toute la lyre, les heures réglementaires de lit, les heures de chaise longue et enfin tout le petit programme classique du repos absolu.

La plus grande logique a présidé, et avec quelle minutie, à l'organisation de cette partie de la cure. On a prouvé que rien ne demeurait possible en faveur du malade sans le repos absolu, et on a par conséquent complètement omis d'envisager les cas où le malade ne prendrait pas ce repos absolu.

Or ces cas existent ; ils se présentent parfois de telle façon que l'autorité du médecin est maintenue en échec et doit simplement songer à tirer quelque parti d'une cure compromise et sur la direction de laquelle il ne peut plus rien.

Tantôt il s'agit d'un bacillaire tout à fait au début de sa maladie et qui ne peut pas ou ne veut pas immédiatement se plier à la discipline si sévère du traitement.

Tantôt on se trouve en présence d'un de ces tuberculeux âgés qui traînent déjà leur mal depuis de longues années et qui s'acheminent doucement vers la période cavitaire en poursuivant des occupations qu'ils n'ont ni le désir ni le pouvoir d'abandonner, malgré les observations les plus énergiques.

D'autres fois on se heurte à la logique de malades presque cicatrisés, ou traversant une période intermédiaire de calme et de réparations, et qui veulent à tout prix mettre à profit ce qu'ils considèrent comme une guérison.

Il y a le sceptique, qui ne se croit pas malade, et qu'on ne parvient pas à effrayer. Il y a le besogneux résigné qui demande à mourir en travaillant et qui ne s'arrête qu'impérieusement alité par une hémoptysie, la fièvre ou la faiblesse etc., etc., les cas sont innombrables et décourageants.

Que faire ? Il existe un moyen brutal et décisif de trancher la question en refusant ses services au malade indocile qui se voue à sa perte. Mais cette résolution n'est pas à la portée de tous les courages et de tous les esprits. On cherche alors à atténuer la folie, on fait des concessions forcées et désastreuses et on tente un régime.

Cela n'est plus de la médecine, évidemment, si l'on considère cette science comme un recueil de règles absolues incapables de transactions. Mais cela relève encore de cette philosophie humaine, indulgente et pitoyable et dont se doit inspirer la moindre pensée du médecin.

Et l'effort n'en reste pas moins effectif parfois, et le tuberculeux pauvre bien aidé, bien conseillé n'en guérit pas moins par hasard, tandis que meurt, comme fatalement, tel malade opulent aidé de soins intelligents et servi par des moyens considérables.

Le tuberculeux contraint à un travail musculaire brûle du glycogène, et, de ce fait, fait une consommation d'oxygène demandant un surcroît de ventilation pulmonaire.

Cela est détestable en théorie et en pratique. Cette

activité respiratoire ne tarde pas à produire ses effets: les lésions s'étendent, l'oppression survient, la fièvre monte.

Que ce tuberculeux mange, au moins, directement des aliments dynamogènes, c'est à dire des hydrates de carbone. L'usage direct de ces substances consomme moins d'oxygène que l'usage des réserves graisseuses.

En effet, si la source d'énergie doit être prise dans les matières grasses qui représentent les économies de l'organisme, un double travail d'oxydation est nécessaire pour la production de travail mécanique.

La tristéarine qui constitue les réserves doit, tout d'abord, être transformée en glucose.

Or, cette transformation est possible ; il existe un équilibre sucré chez l'homme et l'animal, équilibre tel que si l'on prive de matières sucrées un animal gras il sera facile de constater néanmoins une teneur à peu près constante des humeurs en glycogène.

Je peux citer à l'appui de ce point de physiologie deux faits fort curieux et fort caractéristiques : la chrysalide du vers à soie contient d'assez grandes quantités de graisse, et pendant toute la période où l'animal en métamorphose ne prend aucune nourriture, on peut voir la graisse disparaître, et du glycogène se produire d'une façon correspondante.

Pareillement chez la marmotte, pendant la saison d'hivernage, les réserves de matières adipeuses décroissent, cependant que se fait une consommation de substances hydro-carbonées provenant de cette destruction.

Or, cette mutation des graisses de réserve en sucre, que l'organisme opère selon ses besoins et que le chimiste ne peut pas réaliser *in vitro*, a été bien étudiée quant à sa valeur thermochimique et quant à son rendement.

Berthelot a établi une équation théorique qui met en cause une grande quantité d'oxygène et qui dégage de la chaleur. Ces deux conditions sont également nuisibles si l'on envisage le fonctionnement économique d'un organisme tuberculeux : toute opération vitale mais non indispensable qui est aérobie et exothermique exploite un organe malade et produit une chaleur inutile et, tout au plus, propre à influencer la marche de la fièvre.

Ces vues théoriques nous conduisent à cette conclusion qu'un tuberculeux qui persiste dans le dessein d'une dépense musculaire même faible doit absorber des hydrates de carbone et, ensuite, qu'un tuberculeux qui prend sur ses réserves pour en faire du mouvement non seulement fait une perte matérielle, une perte de poids, mais encore gaspille de l'oxygène et produit inutilement du calorique.

Il y a là une manière toute particulière d'envisager les causes et les effets de l'amaigrissement. D'ailleurs faire du sucre avec de la graisse n'est jamais qu'une mauvaise opération biologique. Il résulte des expériences et des calculs de Bouchard que pour opérer la transformation *d'une* molécule de graisse mixte, *trente* molécules d'oxygène sont nécessaires, et que dans les produits de ce travail on recueille seulement *huit* molécules de glycogène. Si l'on considère les poids on trouve que 860 grammes de graisse ne donnent que 296 grammes de glycogène et réclament l'énorme quantité de 960 grammes d'oxygène.

Il est nécessaire d'envisager le cas inverse au point de vue pathologique, c'est à dire la transformation de sucre en graisse et ses conséquences chez le phtisique.

La question se pose ainsi : si l'on donne au tuberculeux une alimentation particulièrement riche en hydrate de carbone, pourra-t-il faire des réserves, c'est à dire engraisser dans de bonnes conditions physiologiques?

La réponse est affirmative et les arguments précis, intéressants.

La transformation des matières sucrées alimentaires en réserves adipeuses est un fait démontré.

Il n'est pas mauvais d'en parler encore si l'on pense que ce point fut très longtemps indécis et l'opinion très longtemps discutée de savoir si les animaux pouvaient faire des synthèses.

Depuis, Boussingault, Rübner et d'autres ont résolu la question en engraissant des porcs et des chiens au moyen d'une alimentation féculente rigoureusement dépourvue de graisse.

M. Hanriot a établi une équation théorique qui semble correspondre à la réalité. *Cette équation ne contient pas d'oxygène.*

On en peut donc conclure à l'excellence d'une alimentation hydro-carbonée capable de produire un engraissement sans fixation d'oxygène, c'est à dire sans modification désavantageuse des échanges respiratoires.

Ayant exposé ces quelques vues de physiologie pure sur la valeur et le rôle général des hydrates de carbone dans la diététique des bacillaires, revenons aux considérations particulières que peut inspirer chacune des substances de cette grande classe.

Parmi les féculents, la pomme de terre est un aliment

réellement pauvre que l'on peut écarter d'un régime qui, pour être modéré, n'en doit pas moins éviter la pénurie.

Toutefois de légères purées au lait sont agréables et bien tolérées pour des reprises d'alimentation, après des périodes de dyspepsie ou de troubles intestinaux.

Le riz est un aliment plus riche, mieux condensé, mieux composé. Signalons le revirement actuel d'opinion sur cette excellente nourriture qui n'aurait pas cette valeur exclusive qu'on lui avait longtemps assignée. Je considère le riz comme fort bon à donner en potage ou en gâteau. Dans chacun de ces cas sa valeur nutritive est relevée et complétée par la présence de graisse — jaune d'œuf, beurre, crême — et ces préparations culinaires trouvent facilement grâce auprès des malades.

Je dirai peu de choses des céréales. Le pain est un aliment à l'endroit duquel les habitudes et les goûts du malade sont depuis longtemps fixés et qui ne jouit d'aucune propriété particulière méritant indication ou contre-indication.

Je pense toutefois que pris mi-frais il réalise les meilleures conditions de saveur et de perméabilité aux sucs digestifs, etc.... etc....

Le bouillon de céréales est bien une excellente préparation. Je l'utilise chez mes malades surtout comme boisson nutritive et, au besoin, comme antidiarrhéique plutôt que comme aliment de reminéralisation — mais nous reviendrons sur la question des matières minérales du tuberculeux. — Il existe dans tous les ouvrages des quantités d'excellentes formules de décoctions de céréales, les reproduire sortirait du cadre de ces réflexions critiques.

Je tiens à signaler l'emploi des farines alimentaires dans les cas de tuberculose où l'on doit craindre une contamination de l'intestin ; on peut réaliser alors un régime trés suffisamment nutritif et particulièrement approprié aux exigences du tube digestif.

Je ne veux pas quitter cette rapide revue des céréales sans signaler l'importance particulière que peuvent prendre les pâtes alimentaires dans une diététique rationnelle des bacillaires.

Cet aliment, artificiel, mixte, présente une association heureuse des différents principes nutritifs. La teneur moyenne en albumine est modérée (9 à 10 °/₀) la teneur en hydrate de carbone, par contre élevée (65 à 75 °/₀) et la teneur en graisse faible mais corrigée à point par la préparation culinaire dont ces matériaux sont l'objet.

Nous arrivons au groupe d'aliments végétaux le plus important à tous points de vue, nous voulons parler des légumineuses qui, par leur composition idéale, devraient faire la base d'un régime alimentaire de tuberculeux.

Disons tout de suite que les légumineuses comportent aussi de graves défauts, que, peut-être, la teneur en albuminoïde est un peu élevée et que la digestion en est parfois entravée par la présence de téguments épais et réfractaires aux sucs gastro-intestinaux ; enfin leur teneur en graisse est insignifiante.

Les associations culinaires corrigent le premier et le dernier de ces défauts, la décortication fait justice du second. Et dès lors, le médecin dispose d'aliments agréables, supportant les préparations les plus variées, complétées par les plus simples artifices de cuisine et donnant sans toxicité, sans danger pour l'intestin et le rein, la ration suffisante de matière albuminoïde.

Je n'insiste pas sur les modes de présentation toujours bien exposés dans les traités spéciaux, me réservant plus loin de développer quelques réflexions sur le rôle à donner aux graisses dans les préparations culinaires sus-dites. Je ne veux pas non plus encore traiter de cette fameuse valeur de reminéralisation accordée aux légumineuses dont la teneur en sels est en effet assez élevée.

Je n'entreprendrai pas d'établir la valeur individuelle des autres légumes dits légumes aqueux dont plusieurs sont excellents et dont aucun ne présente une valeur alimentaire suffisante pour prendre une grande place dans les problèmes que nous envisageons.

S'il ne faut pas surnourrir le tuberculeux, il ne faut pas risquer d'éteindre un appétit capricieux par une alimentation qui, sous un grand volume, présente une valeur dynamique réellement insuffisante.

Signalons, pour les partisans de la reminéralisation, la très haute teneur de ces aliments en sels.

Enfin ajoutons que par la forte proportion de cellulose qu'ils renferment, ils agissent mécaniquement sur l'intestin de façon à rendre les selles plus faciles en même temps que plus abondantes ; cela peut faire l'objet de certaines indications particulières.

Je dois signaler, en passant, que l'ail, classé comme légume aqueux et présentant l'intérêt non d'un aliment mais d'un condiment, a longtemps été considéré comme un remède actif dans la tuberculose ; en effet, le principe volatil qu'il contient s'élimine par les voies respiratoires et peut en modifier les muqueuses dans certains cas ; cette opinion, qui n'a pas fait des preuves suffisantes, méritait d'être signalée sinon discutée.

L'addition de fruits au régime des tuberculeux soulève plusieurs discussions.

Tout d'abord, les fruits sont des aliments pauvres en albumine, surtout riches en eau et présentant de ce chef une valeur nutritive presque nulle, surtout lorsqu'il s'agit de malades à l'appétit rare, facilement satisfait.

Mais l'objection la plus grave à l'usage des fruits est leur acidité fréquente, due aux acides malique, tartrique, citrique etc... Pour les auteurs partisans du régime de Ferrier, c'est-à-dire du régime recalcifiant, la majeure partie des fruits devraient être proscrits au même titre que les boissons, légumes, et médications susceptibles d'apporter des acides dans l'économie.

Disons tout de suite que la déminéralisation du bacillaire n'étant pas encore chose prouvée, les fruits doivent être largement permis au tuberculeux d'abord parcequ'ils arrivent à un moment du repas où ils utilisent, pour ainsi dire, le reste de l'appétit, sans préjudice pour les aliments plus sérieux ; ensuite parce qu'ils peuvent faire l'objet d'une prédilection particulière du malade et qu'il ne faut, autant que possible, jamais contrarier les petites préférences des estomacs irritables et sur l'intégrité desquels repose le succès.

Cuits, les fruits représentent d'ailleurs des aliments parfaits auxquels la cuisine peut ajouter du sucre, de petites quantités de graisse, des aromes, et dont l'acidité est, d'ailleurs, heureusement modifiée par la chaleur. Quelques fruits sont tout particulièrement nourrissants : la banane si recommandable, le raisin qui fait l'objet d'une cure spéciale qui a compté parfois la tuberculose parmi ses indications.

Les confitures sont des bons aliments, bien digestibles, riches en sucre ; et là encore nous manifestons, pour l'alimentation des phtisiques, notre sympathie en faveur des aliments ternaires hydro-carbonés, employés avec précision et tact, et toujours sous l'inspiration des besoins très particuliers d'*un* malade, seul envisagé.

On a, ces derniers temps, fait état de la contagion possible de la tuberculose par les aliments crus, les fruits en particulier, absorbés tels qu'ils sont délivrés par le commerce ; mais nous aurons l'occasion de refléchir sur de semblables sujets à propos de la contagiosité de la bacillose.

* * *

Quelle est la valeur alimentaire de la gélatine ou des substances gélatineuses dans le cas particulier qui nous occupe ?

La gélatine est une substance quaternaire mais ce n'est pas une albuminoïde vraie. En effet le soufre fait complètement défaut dans la molécule de la gélatine.

D'ailleurs, comme nous l'avons déjà dit à propos des albuminoïdes, aucune de ces substances ne saurait, en soi, contenir tous les éléments dont un animal peut constituer son protoplasma personnel ; Magendie vit mourir un chien uniquement nourri de matières gélatineuses.

Malgré son caractère peu synthétique et l'absence de soufre, la gélatine n'en constitue pas moins un bon aliment pour le bacillaire et n'en possède pas moins une valeur nutritive assez élevée.

Je lui ai reconnu, par surcroît, comme au bouillon une valeur apéritive et peptogène marquée.

Monsieur le Professeur Robin, qui lui marque une

place d'élection dans la diététique des tuberculeux, la recommande fréquemment, prise sous forme de bouillon de jarret de veau, de pieds de mouton ou de pieds de porc grillés, de tête de veau, et même de gelée de pomme du commerce. Ces aliments, pris au debut du repas, conviennent parfaitement, sont bien tolérés et bien digérés, et, à mon point de vue, peuvent remplacer avantageusement, pour certains malades qui se veulent surnourrir, l'excès d'aliments carnés pour lequel j'ai longuement dit mon antipathie.

Enfin il convient de signaler la valeur hémostatique de ces aliments dans les cas de lésions intestinales, si fréquents au cours de la bacillose.

* * *

Les graisses !

On a tellement dit de choses sur les régimes dans la tuberculose qu'on a pu dire les choses les plus contradictoires et recommander au nom des doctrines en cours les aliments que défendaient d'imprévus chapitres des doctrines voisines.

Du temps de la suralimentation, on ne faisait pas une ordonnance de régime sans prescrire, après les aliments azotés, les aliments gras et aussi ceux riches en phosphore, tels que lait, beurre, cervelle etc... etc...

Le régime de la reminéralisation régnant également alors, ne devait-on pas proscrire ces mêmes matières grasses susceptibles par dédoublement de mettre en liberté les redoutables acides gras capables d'altérer la composition saline des humeurs ?..

Avant de critiquer les graisses à ce dernier point de vue, examinons leur réelle valeur nutritive, leur avenir organique après ingestion, leur importance et leur rôle particulier chez le tuberculeux.

Tout d'abord, de par sa constitution ternaire, la graisse rentre dans ce que Liebig appelait les aliments respiratoires, c'est-à-dire des aliments jouant un rôle considérable dans le fonctionnement calorique et mécanique du corps, par opposition aux aliments azotés destinés surtout à fournir aux tissus mêmes des matériaux de remplacement.

Au point de vue calorimétrique les graisses possèdent une valeur considérable, de beaucoup supérieure à la valeur des albuminoïdes et des hydrates de carbone ; cela est un fait bien connu.

Le rôle des graisses est donc résumé dans la proposition précédente : ingérées en abondance, elles assument en partie la dépense de combustible quotidienne, l'excès est mis en réserve pour des dépenses ultérieures. Or, nous avons déjà vu la destination des réserves : elles épargnent les albumines, d'une part, d'autre part fournissent, en cas de besoin, des sucres pour les dépenses musculaires.

Pour ce qui est de la grosse valeur calorigénique des graisses, il est à souhaiter que le tuberculeux n'ait guère besoin d'y recourir.

D'abord, encore que ce ne soit pas le fait général, le tuberculeux doit échapper aux conditions météorologiques avec lesquelles les autres hommes doivent compter plus ou moins.

Un bacillaire ne devrait — en principe — subir aucun changement brusque de température. Un tel phénomène chez l'homme malade ou sain se traduit toujours par une réaction physiologique multiple : d'abord une réaction vasculaire de défense qui, pour être éminemment périphérique n'en retentit pas moins sur les organes essentiels de la circulation ; or, le système circulatoire est un des appareils qui chez le tuberculeux, demandent le plus de ménagement ; il suffit d'avoir observé un malade jeune et sujet aux poussées congestives et aux hémoptysies pour accorder au moindre phénomène vasculaire une importance considérable.

Un changement dans la température ambiante se traduit ensuite par une modification de l'équilibre chimique et des combustions. Avec ou sans frisson, une flambée de glycogène est faite qui demande réparation. Si la provision de glycogène est insuffisante, l'organisme fait donner les graisses, ressource naturelle de force et de chaleur.

Or nous avons vu quelle mauvaise opération représente pour un tuberculeux la mobilisation de ses économies adipeuses, moins du fait de leur perte même, sans doute réparable, que de par la consommation d'oxygène immédiatement nécessaire et de la suractivité des échanges respiratoires.

Le tuberculeux ne doit donc pas avoir froid, étant donné le danger qu'il y a pour lui à faire du feu avec ses propres ressources, c'est à dire à consommer ses graisses, à se chauffer lui-même; on devra le placer dans des conditions évitant non seulement les à-coups de température, mais encore la plus petite déperdition de chaleur physiologique.

Cela est affaire de vêtements, de couvertures, de boules d'eau chaude ; cela relève d'un chapitre d'hygiène que nous n'avons pas en vue dans ces réflexions.

Si toutes les conditions thermiques dont on entoure un phtisique sont bien réglées, les prescriptions alimentaires — au point de vue des graisses — ne sont plus qu'affaire de logique.

On administrera des graisses, associées ou non à la cuisine, sous la forme alimentaire ou médicamenteuse.

On en donnera, parceque ces substances permettent réellement une épargne des albumines, dont on ne fera ainsi qu'un usage modéré, parceque ce sont des aliments utiles à la constitution directe des réserves, parce que la plupart des préparations de table ne sauraient s'en passer.

Mais on devra se rappeler que le malade à la chambre ne doit pas se nourrir comme un esquimau, que les graisses ont une action néfaste sur la digestion gastrique pour laquelle il faut avoir tant de sollicitude, que d'assez faibles quantités de ces substances rassasient vite un malade qui doit mieux utiliser son appétit.

Ajoutons à ces conclusions classiques que, d'ailleurs, on peut faire des réserves de graisse au moyen des hydrates de carbone, et que cette opération se passe sans augmenter les échanges respiratoires, et qu'exagérer l'apport quotidien de matières grasses, c'est fournir un aliment à la fièvre comme j'ai souvent eu l'occasion de le remarquer.

Monsieur Laufer a fait, à ce sujet, des expériences concluantes: en opérant sur plusieurs groupes de phtisiques il a pu remarquer la réelle valeur d'épargne que présentent les graisses à l'égard des matières protéiques ; mais il a surtout remarqué que les malades, nourris avec des doses très modérées de substances adipeuses engraissaient lentement et sûrement et se maintenaient dans un excellent état de santé, tandis que les bacillaires, bourrés de graisses, sous toutes les formes, présentaient rapidement des altérations digestives, de l'amaigrissement et de graves troubles de l'état général après une période trompeuse de bouffissure et de brusque augmentation de poids.

Les plus hautes autorités médicales ont, dans le cours de ces dernières années, fait admettre la doctrine de la *déminéralisation* des bacillaires.

Déjà Tessier avait pensé que la période de prétuberculose était caractérisée par une déperdition exagérée de phosphate.

M. le Pr Robin a fait des séries d'expériences extrêmement intéressantes qui ne lui ont que momentanément donné des convictions à cet égard. La question demande beaucoup de circonspection.

Il est trop facile d'objecter, par exemple, que l'organisme du phtisique tendant, comme tout autre, à des équilibres, rejette d'autant plus de matières salines qu'on lui en apporte plus avec l'alimentation. La théorie de la déminéralisation semble avoir évité les objections qui s'adressent à de telles pétitions de principe.

M. A. Robin a examiné les organes des tuberculeux au point de vue analytique de leurs teneurs en sels. Ces recherches, très poussées, semblaient établir d'inégales répartitions des matières minérales suivant le degré d'intégrité ou d'altération des parenchymes ; néanmoins elles n'impliquaient point une opinion formelle sur les rétentions et les déperditions électives, leur intensité, leur constance. etc.

La thèse de Gouraud, en date de 1903, c'est à dire avant la publication des intéressants travaux du Pr A. Robin, signalait chez les phtisiques un équilibre phosphoré analogue à celui du sujet sain quand à la grandeur des gains et des pertes.

En fait, il est évident que le tuberculeux en voie

d'amaigrissement doit présenter une phosphaturie qui témoigne de la désintégration des matières protéiques. Mais Ott, de Berlin, examinant des bacillaires, en période d'équilibre — quant au poids — a remarqué que l'excrétion saline était rigoureusement analogue à celle du sujet sain.

Il résulte de ces diverses recherches que la déminéralisation des phtisiques, bien que fort possible, est loin d'être démontrée. On n'a pas encore pu signaler de façon formelle un déficit sensible concernant le soufre, le phosphore, ou la chaux.

Néanmoins la thérapeutique, toujours à l'affût des nouvelles théories pathogéniques, s'est emparée de ces quelques faits, trop peu nombreux, contradictoires même, pour édifier des méthodes de traitement.

On a administré aux tuberculeux non seulement les aliments végétaux particulièrement riches en sels minéraux, mais encore des préparations pharmaceutiques fournissant ces substances directement. Il est inutile de savoir dans quelles proportions ces drogues sont absorbées, d'abord ; quant à leur fixation dans les tissus, c'est une toute autre affaire : si, réellement, les poumons du tuberculeux présentent une teneur trop faible en matières minérales, c'est probablement que les tissus ont perdu la propriété de retenir, de fixer ces matières, de se les incorporer. Que penser alors d'une tentative thérapeutique qui se préoccupe de présenter sans cesse de nouvelles provisions de sels à des tissus qui ne sauraient les utiliser, au lieu de modifier les qualités mêmes des organes et de tâcher de les rendre susceptibles de faire bénéfice des quantités toujours suffisantes de substances salines que charrie le torrent sanguin ?

Il y a là la très profonde différence qui sépare les thérapeutiques causales ou générales des thérapeutiques particulières. Il ne faut accuser ni les médecins ni la médecine ; de cruelles nécessités obligent au continuel renouvellement des remèdes et toutes les tentatives sont bonnes qui sont de bonne foi et tant soit peu motivées. Mais comme nos sympathies voleraient tout de suite à celui dont l'intuition irait trouver le mal en son centre et ne chercherait pas à modifier tout au plus ses aspects extérieurs !

Disons, pour épuiser la question, que Monsieur Ferrier, qui possède sur ces points des compétences particulières, a fixé tous les détails du régime qui porte son nom et qui a pour but la recalcification de l'organisme tuberculeux. Cette méthode, à laquelle M. Letulle vient de consacrer un article fort complet, comporte des prescriptions spéciales à l'endroit des fruits acides, des fromages vieux, des matières grasses etc... l'ingestion d'eaux minérales bicarbonatées calciques et de préparations pharmaceutiques appropriées.

*
* *

Que doit boire un tuberculeux ?

Il n'y a plus ici que particularités. L'eau, la boisson primordiale, idéale, est encore en horreur à trop de familles pour qu'on puisse se permettre de la conseiller, simplement, claire ou aromatisée à peine.

Il est certain qu'un tuberculeux ayant dépassé la quarantaine, poursuivant une affection chronique, — venue par exemple à la suite d'une pleurésie, — présentant une évolution lente, sans poussées congestives brusques, sans tendances aux hémoptysies, pourra se trouver bien de mêler à son eau un excellent vin rouge, si toutefois son estomac le lui permet.

Le vin rouge est riche en tannin, l'alcool qu'il renferme est dans une proportion alimentaire, si nul excès n'en est fait, il possède une valeur tonique, analeptique certaine...

Mais la susceptibilité gastrique des tuberculeux refuse souvent les vins non seulement purs mais encore largement coupés. D'autre part, je m'abstiens rigoureusement de boissons alcooliques chaque fois que le malade est sous le coup d'une hémoptysie et présente une tension un peu élevée après ses repas.

Cette réserve faite, je conseille fort cette gourmandise qu'est le bon vin aux quelques bacillaires qui pourront n'y trouver aucun désavantage. Par contre je crois absolûment nuisible de permettre l'usage même modéré des liqueurs et eaux-de-vie qui, d'ailleurs, figurent quelquefois dans les régimes types de sanatoria et autres maisons de traitement, et qui, pour moi, peuvent influencer énergiquement sur les échanges respiratoires et, partant, sur la ventilation pulmonaire.

Pour les boissons alcaloïdiques, c'est-à-dire les infusions de thé, café, etc... tenant leurs propriétés de la caféine ou d'une substance semblable, je crois que l'on doit en surveiller l'usage avec la plus grande rigueur.

Ces boissons, saines, puisqu'elles sont bouillies, toniques par le principe actif qu'elles véhiculent, possèdent le grave inconvénient de n'être pas des aliments réels, mais de pousser à la consommation des réserves organiques. On a trop longtemps discuté sur la valeur du thé et du café comme *aliments d'épargne* pour qu'il soit nécessaire d'y revenir ici, mais l'opinion est, actuellement, à peu près admise que ces substances ne font que provoquer l'utilisation prématurée, anticipée, de ressources sur lesquelles l'organisme prend aussi de larges acomptes. Une telle pratique, nous le savons, est particulièrement néfaste au tuberculeux qui doit, à tous points de vue, faire le plus scrupuleux état de ses réserves.

Les boissons alcaloïdiques possèdent, en outre, le grave inconvénient d'agir avec une certaine brutalité sur l'appareil vasculaire. Or je ne saurais trop attirer l'attention sur la sensibilité de cet appareil chez le phtisique et la nécessité où l'on se trouve de ménager des organes que la maladie met continuellement en cause.

La moindre tendance à l'éréthisme circulatoire doit faire proscrire sinon le thé lorsqu'il est léger et pris sans excès, du moins certainement le café.

Peut-être sera-t-il bon néanmoins de conserver le café, pris en très faibles quantités, pour aromatiser le lait du petit déjeuner.

Je ne sais pas si l'on peut proscrire avec la même rigueur le cacao et le chocolat qui sont des boissons alcaloïdiques également, mais qui possèdent une réelle valeur alimentaire et des inconvénients peu graves en l'espèce. Ces substances, riches en sels de calcium, en graisse, en sucre, sont pour certains malades un objet de prédilection ; il faudra, pour ne pas contrarier ce goût, se bien renseigner de l'état du tube digestif ; le chocolat, qui contient d'assez grandes quantités de graisse, comme il fut dit, n'est pas bien toléré par tous les estomacs. Par surcroît il possède une action constipante qui peut être parfois utile et souvent nuisible ; il faudra régler ces petits détails de diététique sur les susceptibilités particulières du malade.

Je me suis bien trouvé de donner le cacao préparé non avec le lait mais avec le bouillon ou la décoction de céréales. J'obtenais ainsi un aliment extrêmement sain, bien supporté, point excessivement nutritif mais riche en substances minérales, ce qui est pour flatter les partisans de la désassimilation saline.

* * *

J'ai dit à propos du lait, l'opinion que j'avais de cet aliment envisagé comme boisson. Je répète que, pris au moment des repas et en abondance, il contribue à entretenir les fermentations intestinales et qu'il possède surtout le gros inconvénient de provoquer assez rapidement la satiété ; c'est donc souvent une mauvaise manœuvre qu'accomplissent les amateurs de suralimentation de remplacer, entre les repas et pendant les repas, toutes les boissons par du lait.

*
* *

J'aime assez voir boire aux tuberculeux des quantités raisonnables d'une bière légère et savoureuse. Cette boisson, riche en principes amers, est en général bien digérée, elle possède une valeur nutritive considérable, eu égard aux autres breuvages, et fort éclectique d'après ses diverses teneurs ; elle est diurétique ce qui présente une grosse importance pour des individus dont il ne faut jamais charger la circulation ; enfin elle n'est pas excitante comme les autres boissons alcooliques, et, à ce titre, elle justifie bien des préférences.

Notons toutefois qu'elle provoque facilement des sueurs et que c'est un écueil à son administration dans certains cas de bacillose.

Je viens d'exposer les réflexions auxquelles on se trouve conduit quand on examine de près la valeur, le rôle, la nature des aliments qui forment les ressources courantes de notre cuisine, des aliments parmi lesquels il faut puiser pour alimenter les bacillaires que l'on soigne et que l'on surveille.

Je dois dire que, pratiquement, j'ai pu non seulement renoncer à la suralimentation, mais encore adopter dans certains cas un régime minima qui m'a donné les résultats les meilleurs et des survies considérables, non moins que des guérisons.

Chaque fois que j'ai pu, en présence d'une tuberculose active, tendant fortement à l'éréthisme et aux hémoptysies, prendre prétexte de cet état pour restreindre l'alimentation, j'ai vu de grandes modifications se produire, et surtout du côté de la température, de la tension vasculaire et des lésions du poumon.

Pour que le système d'alimentation modérée, voire

minima, réussisse, il faut en effet surveiller étroitement toutes les données de la clinique. Un malade présentant des lésions du second degré, unilatérales ou bilatérales peut rester apyrétique pendant des mois, en observant un régime qui correspond environ à 30 calories par kilogramme de poids corporel, ce qui fait, pour un homme de 60 kilos, une ration quotidienne de 1.800 calories environ.

Nous sommes loin des rations de 4 à 5000 calories qu'on a si fréquemment infligées au malade, tant qu'a régné la doctrine de la suralimentation.

Je dois dire que les malades que j'ai pu traiter ainsi étaient surveillés avec la plus grande attention ; qu'ils étaient régulièrement pesés et que la courbe des poids devait rester favorable, — la moindre descente eût évidemment provoqué une modification du régime. — Les températures étaient prises toutes les deux heures de façon à ne pas laisser échapper le plus léger mouvement thermique (surtout après les repas) ; et toujours ces températures étaient *rectales* et non axillaires. En effet, on constate, chez tous les sujets des différences considérables entre les données du thermomètre axillaire ou inguinal et celles du thermomètre central. D'ailleurs plus la fièvre est élevée, plus l'écart est grand et plus les indications sont fausses quand on ne prend pas convenablement la température.

Je pense qu'il faut, pour le tuberculeux, prêter une grande importance aux sauts de la température et fixer, pour chaque malade, le moment, toujours variable, où la fièvre monte. Une étude détaillée des températures permet de fixer ce moment, pas toujours sensible lorsque la fièvre est faible. Je me suis souvent bien trouvé d'inscrire le régime sur la courbe thermique et j'ai pu, chez le même malade, relever des oscillations correspondantes à l'ingestion d'aliments donnés, et qu'il était alors facile de prohiber.

Les malades chez qui j'ai fait ces tentatives d'alimentation minima gardaient évidemment le repos le plus complet. Ils ne se levaient pas et ne se livraient, dans leur lit, à aucune occupation manuelle ou intellectuelle ; en observant la position horizontale la plus rigoureuse ils savaient eux-mêmes qu'ils amélioraient leur état et se voyaient payés de leur patience par de longues périodes d'apyrexie, un état général satisfaisant, la disparition de la toux et une diminution considérable de l'expectoration. J'ai vu, dans ces conditions, des bacillaires multicavitaires durer des années, à l'étonnement de l'entourage et des médecins consultants.

Je dois ajouter ici que de tels malades ne prenaient *aucun médicament* et que la thérapeutique n'entrait en jeu que pour parer à des symptômes fugaces contre lesquels on dirigeait alors ses effets.

Les fenêtres étaient entre-baillées nuit et jour ; le courant d'air était soigneusement brisé par des paravents et les thermomètres disséminés dans la pièce accusaient une égalité parfaite dans l'atmosphère ambiante, sans jamais d'à-coups.

LE SANATORIUM

La bonne volonté apportée par le corps médical à l'amélioration de l'état des tuberculeux se complique souvent de toutes les exagérations et errements que l'esprit dogmatique donne partout.

Nous avons dit l'acharnement à détruire la doctrine si laborieusement instaurée de la suralimentation; disons de même l'ardeur avec laquelle on combat maintenant le principe du sanatorium qui semblait, il y a seulement quelques années, la condition capitale du salut pour un tuberculeux.

L'âge même qui voit déchoir la suralimentation voit déchoir la rigoureuse théorie de la cure fermée. La plupart des malades étaient internés dans des établissements de discipline en vue d'un gavage en règle, d'un entraînement alimentaire auquel la cure libre se montrait peu propice.

Il est en effet peu facile dans ce dernier cas de rester aveugle en face des indications particulières, bien spéciales d'un seul malade. Dès que l'on veut bien considérer un sujet unique dans tout ce que son cas présente de personnel, d'imprévu, on ne peut pas ne pas être frappé de l'impropriété des lois générales et de leur incapacité à prévoir les surprises de la clinique.

Néanmoins, malgré la récente hostilité de plusieurs médecins au principe du Sanatorium, on n'en continue pas moins un peu partout à édifier et à aménager des sanatoria, de même qu'on surnourrit encore les malades malgré les idées modernes sur l'alimentation.

D'ailleurs cela ne paraît pas monstrueux si l'on calcule la force prolongée des impulsions scholastiques parfois si violentes et si tardivement refrénées. Des livres de thérapeutique et d'hygiène faisant partie des collections les mieux composées, signés des noms les plus considérables et datant à peine de trois ans, tranchent encore les questions qui nous intéressent avec une autorité stupéfiante et qui se veut pragmatique.

Pour celui qui s'en tient à l'enseignement des traités, l'efficacité de tels arrêts doit durer bien au-delà des intentions de l'auteur. Un des premiers conseils à donner au jeune étudiant serait de rajeunir tous les six mois — pendant toute sa vie de médecin — sa bibliothèque en y pratiquant de larges épurations.

Je ne crois pas nuire à la science que je professe en la comparant à l'art des comédiens, en ce que ceux-ci s'efforcent toujours à fixer l'effet qui fut un jour un trait d'inspiration, pour le retrouver, régulièrement, au même moment et pour les mêmes circonstances.

Un immense besoin de fixité, de stabilité tourmente les médecins sans cesse en lutte avec cette *humanité diverse* dont parle Montaigne.

L'historien enregistre et coordonne des faits ; il en tire un plus ou moins grand nombre de conclusions, de leçons de moralité dont ne peuvent et ne savent user ceux qui font l'histoire ; et, par ainsi, les généralisations empiriques restent inoffensives, gratuites.

Le romancier, sur une échelle plus restreinte, retrace des histoires qui sont écrites, avec plus ou moins de talent, les cliniques de la vie intérieure et sociale. Il y a toujours des psychologues pour poser des étiquettes et faire des classifications, il n'y a personne pour appliquer naïvement des lois évidentes ou hasardées, et chacun s'en tient à cet ensemble bien personnel de remarques, inductions et analogies qui constitue ce que l'on appelle l'expérience. Une plus ou moins grande intuition des rapports de cause à effets constitue *le flair*, cet instinct merveilleux qui peut aller au devant de l'expérience et réduire à néant les règles et généralités psychologiques.

En médecine, on a tenté de constituer des lois parce qu'il fallait suppléer à l'expérience. Je ne crois pas que tout d'abord il y ait eu d'autre intention.

A côté de la clinique, simple amas de faits, s'est élevée la pathologie s'efforçant à la création des types, à l'unification des cas, à la schématisation du complexe. Les théories pathogéniques furent toutes louables, et sont encore souvent curieuses ; elles ne sont dangereuses que lorsqu'elles conduisent aux thérapeutiques, aux lois d'application.

C'est alors qu'on voit le médecin, comme nous le disions plus haut, s'efforcer vers une fixité décevante et inutile. Mais pourrait-on en garder quelque ressentiment et n'est-il point éminemment humain de vouloir de l'ordre et de la fixité là où la nature n'a mis qu'imprévu, que particularité, que variable.

Qu'on ne nous estime pas un seul moment partisan de l'empirisme et de l'automatisme un peu inférieur de l'expérience. Peut-être un grand désir de rigueur et de précision nous fait-il plus âprement déplorer l'impuissance de la médecine à satisfaire aux conditions d'une science. Peut-être aussi ne voyons-nous pas sans crainte et regret un système pédagogique tendant à cacher aux yeux des élèves la réalité des faits en faveur de la nécessité des cadres.

Lequel de nous n'a pas au moins connu tel médecin qui demandait impérieusement, au lit du malade, non la discussion des symptômes mais la proposition d'une étiquette, et cet autre qui réclamait lors du traitement non l'évaluation d'un cas mais l'application d'un formulaire.

C'est ce caractère d'esprit qui a mis à la mode, plus que toute autre motif, les ordonnances imprimées ; c'est lui qui propose le sanatorium, — lorsque des conditions plus vulgairement financières n'entrent pas dans le débat. —

***

Est-il quelque science, quelque art qui, plus que la médecine, fasse mesurer l'imperfection de la nature humaine et la faiblesse de ses moyens.

Eternellement contredit dans son expérience, déçu dans son savoir, hésitant dans ses inspirations, le médecin invoque le génie, seul dispensateur autorisé mais non infaillible des éclaircissements, conseils et décisions.

Certes ne faudrait-il pas au moins ce génie, cette divine puissance pour oser, en présence d'une évolution biologique, s'introduire au cœur des faits et les modifier ; pour oser jeter dans le très mystérieux creuset humain aussi bien un remède qu'un simple avis.

Malheureusement la fonction, le besoin (qui se créent leur organe) n'ont pas, en l'espèce, réalisé la solution adéquate. La maladie a créé le médecin, elle ne l'a pas choisi, ni élevé au-dessus du niveau de l'humanité. Il faut beaucoup de médecins, il y a beaucoup de malades. Le génie est rare ; encore aime-t-il mieux la glorieuse création que cette générosité vaine et aride : *conserver.*

***

Le dogmatisme supplée au génie ; il fait mieux, il peut le prévenir, le stériliser, le faire avorter.

Le dogmatisme médical simplifie l'esprit de décision ; il ne laisse subsister aucun problème, car d'avance il impose comme définitives de rigides et froides solutions.

Le dogmatisme médical fait tout pour les médecins, il ne fait rien pour les malades. Ceux-ci, pourtant, ne lui font pas mauvais accueil, car il revêt le plus souvent la forme rassurante de l'autorité.

La doctrine qui se présente sous les vénérables auspices de la Faculté, annoncée et simplifiée par une presse courtoise voire empressée, la doctrine qui se présente luisante d'un vernis de logique vulgaire, trouve le patient soumis avec bonheur et résigné avec enthousiasme. Une pointe d'intransigeance, une nuance de brutalité et ce sera du délire.

Il ne faut pas déplorer, d'ailleurs, un tel état des choses. La force des théories est dans leur absolutisme, en médecine ; et les méthodes guérissent qui se montrent à l'excès rigoureuses et dogmatiques, seraient-elles fantaisistes dans leurs promesses et burlesques dans leur argumentation.

Il faut bénir le public impressionnable et docile et ne pas trop blâmer ceux qui *appliquent* la médecine comme la loi.

Il nous convient de rappeler ici une histoire encore trop récente pour n'être pas présente à presque tous les esprits.

Il y a quelque temps, la grande presse a porté à la connaissance du public la découverte d'un nouveau sérum souverain contre la tuberculose.

Ce sérum (emprunté à une de nos bêtes de somme) avait été mis par ses inventeurs entre les mains de cliniciens expérimentés, à fin d'essais nombreux dans les services hospitaliers.

Les plus grands journaux consacrèrent d'éloquentes manchettes à cette découverte.

Les résultats ne se firent point attendre. Les auteurs de semblables communiqués ne semblent pas se douter de la trop réelle action de la presse sur un public à l'affût de toutes nouvelles l'intéressant...

Le lendemain de la publication de cet article, je me vis en butte aux sollicitations d'une famille qui tentait, par tous les moyens, d'obtenir l'amélioration d'une jeune bacillaire assez gravement atteinte.

Devant l'insistance touchante et motivée de clients qui étaient aussi de mes amis, je dus m'enquérir du nouveau sérum et tenter d'en obtenir.

Ce temps de recherches fut fertile en surprises. J'appris tout d'abord que le préconisateur du nouveau remède était parti au lendemain de la communication, pour un long voyage hors de France. Quant aux expérimentateurs commis à l'essai de cette substance sur les malades d'hôpitaux, pas un ne put me renseigner, non plus me procurer le moindre flacon sauveur. Certains gardèrent à l'égard de la récente découverte une réserve mystérieuse et troublée; d'autres à qui je suis lié par des liens de sympathie, voire d'amitié, m'avouèrent n'en pas savoir plus long que l'article des grands quotidiens.

Aucun d'eux, c'est certain, ne possédait le moindre échantillon de sérum. Poussé par le père de ma malade, qui réclamait à tout prix une tentative dans ce sens, poussé d'ailleurs par quelque curiosité, j'appris que tous les essais étaient en panne depuis une assez longue période de temps, qu'ils ne pourraient être repris avant une époque indéterminée, et que les conditions d'obtention du produit étaient encore fort mal réglées.

Cela fait aimer la patience des savants, — le grand Pasteur et ses élèves nous en donnèrent d'admirables exemples — qui mettent des années à colliger avant que de les publier, les documents et les résultats de leurs opiniâtres recherches.

Le public ne conçoit pas — comme c'est heureux ! — la non existence, même la médiocrité, d'un médicament hautement patronné et prôné dans les colonnes d'une gazette. Il y a des gens qui lisent soigneusement dans les coins de la presse les lignes consacrées au comptes-rendus des sociétés, et ces gens-là sont de terribles clients pour le praticien affairé qui néglige les nouvelles scientifiques.

Qui ne connaît le malade sournois qui s'est ainsi documenté sur la plus récente tentative et qui tend à son médecin une embûche pleine d'astuce pendant une conversation apparemment inoffensive ?

Malheur au médecin qui ne fait pas état de toutes les notes, communications et autres publications quotidiennes ! celui-là ignorera que Monsieur X... guérit la tuberculose par le port de lunettes tricolores, et que le Docteur Z... leur préfère les jarretières antiseptiques, il se fera "coller" par le premier de ses malades et risquera de passer pour un ignorant.

***

Qu'on me pardonne ces longues réflexions et ces anecdotes. Il est toujours opportun de cerner les vices de la chose la plus noble, et de les considérer avec modération et impartialité. D'ailleurs, en recherchant les raisons et les conséquences du dogmatisme en médecine ai-je tenu très spécialement à ne même pas considérer les raisons d'intérêt vulgaire, indignes de tous et plus encore du médecin, mais bien uniquement l'origine et les mobiles et les manières d'un mode d'esprit qui peut atteindre et marquer toutes les manifestations de la pensée.

Mais revenons au sanatorium, cause de cette longue parenthèse.

Personne, vraiment, ne pense plus maintenant que le salut des tuberculeux soit dans la discipline des établissement spéciaux.

Un moment, les médecins espérèrent trouver dans le sanatorium un moyen honorable de se défaire de malades condamnés dont le soin leur était à charge.

Mais le règlement d'un grand nombre de maisons refusa ces malades, incurables, très dangereux et d'une réclame désastreuse. Mesure louable, après tout, et qui comporte une manière de désintéressement.

Un exemple : Dans les quelques jours qui suivent son mariage, un riche et jeune bourgeois contracte une forme fort grave de tuberculose pour laquelle je suis appelé à son chevet.

La famille, immédiatement prévenue, s'alarme fort. Des raisons spéciales d'égoïsme ou d'intérêt conseillent l'éloignement du malade que tout le monde redoute de conserver dans l'entourage immédiat.

Or, il s'agit d'une phtisie aiguë, à manifestations extérieures rares : la toux est faible, l'expectoration presque nulle, seule la fièvre et les progrès de la cachexie témoignent de l'étendue des lésions. Un voyage dans le midi est impossible, ou tout au moins fort dangereux. La famille réclame à toutes forces le départ pour un sanatorium.

C'est dans ces conditions que j'ai procédé aux démarches nécessaires au placement de mon malade dans un des établissements les plus proches ; et je dois dire que toutes les portes des sanatoria se sont obstinément fermées devant ce tuberculeux. Il n'a d'ailleurs pas tardé à succomber en son domicile. Or, ce fait demeure que cette bacillose par son caractère " fermé " était peu contagieuse, mais qu'un tel sujet ne pouvait apporter pour un établissement de cure qu'un élément de statistique désastreux, insuffisamment compensé par les exigences de la pension.

***

Quel que soit le degré d'infection des malades, le sanatorium s'adresse toujours, avec un ensemble de moyens restreints et des conditions rigides, à une vaste classe de patients qu'il ne peut pas considérer particulièrement, mais qu'il lui faut, tant bien que mal, identifier.

Heureux le malade prédestiné qui trouve, — dans l'établissement auquel le destinent son médecin, son entourage, ses amis, son état de fortune, peut-être aussi le caractère de son affection, — heureux, dis-je, le malade qui trouve, par hasard, par exception, réunies là, toutes les conditions qui sont éminemment nécessaires à sa cure.

En supposant que la grosse indication climatothérapique ait été envisagée et satisfaite, (ce qui est fort délicat, d'une part, ce qui demeure perpétuellement relatif, eu égard à la saison et à l'état de la lésion d'autre part) le malade va devoir se conformer à la discipline alimentaire et hygiénique du Sanatorium, c'est-à-dire à ce qui est, à la fois, la meilleure et la pire qualité de cet établissement, sa raison d'être, en définitif.

Je sais le soin avec lequel d'excellents médecins ont tenté de satisfaire aux exigences individuelles dans les sanatoria. Il n'en demeure pas moins que la force et la faiblesse de ce que l'on appelle la cure fermée est dans la rigueur même et la généralité des règlements thérapeutiques qui caractérisent chacun de ces établissements.

Les malades sont là pour se soigner ; on leur remet perpétuellement cette loi en tête par le mécanisme méthodique de la cure : repas, aération, promenade, lever, coucher, pesées etc... etc.... Toutes ces pratiques qui se veulent excellentes réussissent parfois et amènent à soumission tel malade irréductible qui prétendait prolonger les désordres d'une vie mondaine ; souvent aussi, elles irritent, épuisent et découragent un malade timide et bénévole bouleversé par la nouveauté de cette vie et le contact permanent, sinon répugnant, d'autres patients égoïstes et inquiets, victimes plus ou moins atteintes du fléau commun, et dont il lui faut, de gré ou de force, accepter en quelque sorte l'intimité.

Tout cela n'est pas un réquisitoire contre le principe du sanatorium. J'ai souvent livré à la cure fermée des malades pour qui tous les désavantages du procédé cédaient devant de plus graves nécessités. Je crois que le sanatorium constitue une indication parfois formelle, sinon fréquente, et en face de laquelle le médecin peut se réserver encore des actions privées et de certaines initiatives ; mais c'est un système thérapeutique qui ne saurait prétendre à aucune généralité, et pour cela, n'est-il pas grandement temps de réagir ?

Reste la question des sanatoria populaires. On doit

ici employer la prudence et la considération qu'inspire une tentative réelle vers un mieux. Il est certain que la majeure partie des tuberculeux traités dans ces établissements doivent attendre encore plus de bénéfice de la cure fermée, avec ses désavantages, que d'une cure libre qui n'aurait rien d'une cure à proprement parler. Aussi convient-il de ne rien retirer à ces fondations de leur valeur philantropique et médicale.

La plus grande délicatesse entre ici en jeu. Deux difficultés s'opposent qui doivent toutes deux être envisagées avec attention : s'il est désastreux de voir les tuberculeux envahir les salles d'hopitaux et y apporter la tristesse et la frayeur, il est non moins grave de marquer de vastes lazarets d'une épithète propre à épouvanter les malades et à leur signifier quelque chose comme la célèbre formule : *Lasciate ogni speranza.*

Je me souviens d'un service, dans un de nos plus vieux hôpitaux parisiens, ou les locaux réservés pour les hommes réunissaient deux salles basses communiquant par une baie large et non munie de portes. L'une de ces salles était affectée aux seuls bacillaires ; dans l'autre s'entassaient les malades aigus et chroniques frappés de toutes autres misères.

Beaucoup parmi ceux-ci, épuisés par de longues

périodes fébriles, minés par la promiscuité fatale ou les défaillances d'une hygiène médiocre, faisaient une poussée de tuberculose et devaient alors changer de salle. J'ai le plus clair souvenir de la frayeur de ces malheureux à la nouvelle d'un passage qui ressemblait pour eux à un arrêt de mort. La salle des tuberculeux — on l'appelait ainsi sans trop de mystère — absorbait et digérait une bonne partie du service. Elle était visitée fort rarement, et terrorisait les autres salles dans lesquelles elle répandait, faute de portes, une haleine suspecte et malodorante, et le bruit incessant des rafales de toux qui traversaient à la fois toutes les poitrines.

Dirai-je, pendant que je suis sur ces souvenirs, que je connais un service d'un des plus beaux et des plus récents hôpitaux de la périphérie, dont le médecin, phtisiothérapeute distingué, ne va pas une fois tous les trois mois dans les bâtiments réservés aux tuberculeux. On ne saurait s'élever contre cela : ces malades ne sont plus intéressants et leur valeur démonstrative même est peu variée... Toutefois l'apparition d'un nouveau remède ou d'un procédé de diagnostic inédit ramène chez les phtisiques le chef et toute sa suite. Nous le répétons, tout cela n'est pas étonnant ; l'intérêt le mieux intentionné se fatigue dans l'observation d'une maladie trop connue et qui réserve si peu de surprises au clinicien.

Que faire ?

Il semble que le sanatorium tourne cette difficulté. Il est fait pour les tuberculeux, les tuberculeux le savent, les médecins aussi. Les tuberculeux le savent quelquefois trop, et l'entrée au sanatorium est souvent pour eux une cruelle révélation qui peut déjouer toutes précautions. Heureusement sont-ils distraits par d'autres dangers. Des relations s'établissent entre hommes et femmes qui mettent en jeu une sentimentalité souvent fort exaltée ; des liaisons se nouent et se dénouent au bruit des potins et des confidences, et l'oisiveté que laisse la cure est occupée à tisser une multitude d'intrigues et où l'égoïsme naturel à chaque malade ne trouve pas toujours son compte.

Quant aux principes d'hygiène, ils fixent bien des choses, mais ils ne sauraient prévoir et analyser toutes les exigences de la nature et le meilleur règlement n'a jamais pu réglementer le caprice et les nécessités des penchants électifs.

***

Il est pourtant à souhaiter que l'on construise de nouveaux sanatoria. Trop de tuberculeux pauvres encombrent les salles des hopitaux et y donnent, hélas ! trop souvent, le spectacle sinistre de l'agonie de la phtisie, sans compter les dramatiques épisodes de l'hémoptysie, l'obsession de la toux etc... etc.... On pourrait ne pas nommer ces maisons de cure du vocable trop expressif, trop connu et redouté de "Sanatorium", mais on n'en devrait pas moins y recueillir le plus grand nombre de bacillaires indigents pour qui, nous l'avons déjà dit, la cure fermée des maisons spéciales vaudra toujours mieux que la simple vie d'hôpital ou que les tentatives de traitement à domicile qui ne comportent que tristesses et dangers.

LA CONTAGIOSITÉ

Depuis que la contagiosité de la tuberculose est un fait scientifique, prouvé, doctrinaire, qu'a-t-on pu constater de nouveau aux points de vue social et médical ? — Une énorme floraison littéraire et scientifico-littéraire ; une augmentation considérable de la vente des produits chimiques, antiseptiques, des crachoirs et autres instruments de prophylaxie; une grande prospérité dans les entreprises commerciales de désinfection, et *un état stationnaire* — ou pire, en France du moins — *des statistiques de la mortalité par tuberculose.*

S'il est une *notion nouvelle* sur la grande maladie qui n'ait en rien modifié l'étendue et la nature de ses ravages, c'est bien la très importante notion de contagiosité.

Vraiment le nombre de tuberculeux ne s'est aucunement trouvé diminué du fait des mille précautions générales et particulières que l'on a prises contre le fléau. Et je donne mille pour un chiffre fantaisiste, indéterminé et sans nul doute au-dessous de la vérité.

En chemin de fer, en tramway, dans les établissements publics et privés, sur la page de garde des bouquins des bibliothèques, sur les murs, sur les toits, partout, la fatale contagion, l'avertissement, la menace se signalent en caractères gras, en lettres d'émail, en lignes lumineuses. Le dos des livrets de famille rappelle aux jeunes époux que la tuberculose est évitable et bacle une page de prophylaxie.... Conférences, projets de lois, règlements de police, innombrables prospectus, articles à jets continus dans la grande presse, romans à succès, pièces de théâtre, rien n'a manqué pour la vulgarisation de cette découverte de toute évidence ; car vraiment la tuberculose est contagieuse, et elle ne l'est pas plus, heureusement, depuis qu'on en est scientifiquement sûr.

Si le nombre des tuberculeux n'a pas diminué, leur situation par contre a certainement changé.

Plusieurs auteurs, dans des livres récents sur la question se plaignent de la " peur irraisonnée " que le public manifeste à l'égard des phtisiques.

On peut en effet redouter que la terreur excessive qu'inspire maintenant la grande maladie ne pousse les particuliers, puis les pouvoirs à des " mesures de prudence " plus vexatoires qu'utiles.

Il faut convenir qu'aucune peur n'est irraisonnée lorsqu'on a tout fait pour la déterminer et lui donner tant de fondements et de raisons.

On a multiplié les préjugés sur la tuberculose sans enrayer la marche des ravages.

Je ne sais quelle pudeur a déconseillé de semblables précautions publiques et une aussi grande publicité pour des maladies comme la syphilis qui, au premier chef, comportent une prophylaxie utile et des dangers de contagion particulièrement précis.

En cela, comme en toutes les autres choses, l'impulsion est donnée maintenant. Elle est venue de haut, elle est extrêmement énergique, elle durera longtemps. Il restera toutefois assez d'esprits libres et d'honnêtes ignorants pour ne pas traiter les tuberculeux comme des bêtes galeuses et ne s'en pas trouver plus mal.

*
* *

Dans un grand journal quotidien, un savant des plus autorisés, des plus distingués et dont le nom est d'ores et déjà populaire, a fait un article fort utile sur les dangers de la contamination tuberculeuse par les fruits, les légumes etc... On pourrait ajouter : les pièces de monnaie, les cigares et les cigarettes, les correspondances d'omnibus, les contre-marques de théâtres, les classiques bouquins des bibliothèques, les boutons de porte et cette foule de choses que la société a pu livrer à mille et mille mains avant de les placer dans les vôtres.

Cet article fort judicieux écartait de la bouche du consommateur ces aliments mangés crus et capables d'introduire dans le tube digestif le fatal microbe présent toujours, et porté de cette façon au cœur même de la place.

Ce réquisitoire concluait à la nécessité du tempérament ; les sujets robustes et bien portants étant seuls capable, d'héberger sans dommage le germe morbide qui, plus ou moins, tournoie toujours autour de nous et tente d'envahir notre organisme.

Un tel article est excellent ; malgré la frayeur qu'il peut répandre il donne de la question une vision juste et semble vouloir mettre les choses au point.

Il ne faut pas dire au public : " vous tous, hommes et femmes, enfants et vieillards, citadins et paysans, athlètes et malingres, ne mangez pas de cerises, ne buvez pas de lait, n'ayez point de perroquet, ça donne la tuberculose. "

Il faut dire plutôt : “ la tuberculose est partout, tant pis pour qui s'y laisse prendre. ” Et celui qui s'y laisse prendre c'est celui qui est moins fort que le microbe, c'est le mouton de la fable, c'est le vaincu, celui qui rencontre le bacille et en meurt tôt, mais qui, ayant échappé à ses coups, aurait succombé demain à une scarlatine, ou à une fièvre typhoïde ou à toute autre infection.

On peut protéger un homme faible des souris, à la rigueur on peut le mettre hors de l'atteinte des punaises, il est puérile de chercher à le soustraire rigoureusement aux microbes.

*
* *

J'ai pourtant grande foi en la virulence particulière des germes ; je crois qu'il existe des cas réels de contagion concernant des organismes qui semblaient supérieurement doués pour résister à l'ennemi.

Mais il faut ici faire la différence la plus grande entre la contagion normale courante, celle que nous bravons tous les jours avec quelque chance quand-même, et cette contagion exceptionnelle, directe, fort rare, qui a la force d'une inoculation.

Un être très résistant, très armé, peut, parfois, être profondément, sûrement envahi par une grande quantité de microbes très virulents, de microbes victorieux ailleurs, riches de toxines, de poisons. Un tel individu qui aurait avec succès bravé les dangers d'une cohabitation même longue avec un bacillaire, pourra ne pas parer une telle attaque : inoculation directe, inhalation en masse, etc... etc....

Autrement il est constant de voir des organismes modérément robustes résister à la contagion courante et sans doute localiser et cicatriser des petits foyers d'infection qui restèrent méconnus.

Tel se souviendra d'une période de malaise, de bronchite, heureusement terminée grace à de grandes précautions d'hygiène, et qui, en fait, aura pu héberger un temps le fameux bacille de Koch.

Ces tuberculoses guérissent bien qui ne sont même pas soupçonnées, soit que le malade ait été bien guidé par un médecin discret, adroit et écouté, soit même que le sujet appartenant à une classe pauvre ait, de lui même et par instinct, organisé sa résistance.

Quant aux autres, aux tuberculoses bruyantes et mortelles, elles marquent rapidement leurs positions et semblent frapper de véritables prédestinés. Ceux-ci déjà, pour le flair le plus vulgaire, peuvent avoir l'air tuberculeux devant que l'infection n'ait donné son premier signe, devant même, peut-être, qu'elle ne se soit installée quelque part.

De longs épuisements protoplasmiques l'ont préparée, qui sont héréditaires ou personnels. Nous avons été à même d'étudier de près et longtemps des familles entières où la tuberculose a fait et fait encore de terribles ravages. La cause se trouve dans la fréquence de mariages consanguins, point d'étiologie sur lequel, à notre sens, on a jusqu'ici beaucoup trop peu attiré l'attention.

Il s'agit par exemple d'une famille de bourgeois de province. Depuis de longues années cette famille tient la terre dans une région fertile. Une grande opiniâtreté jointe à des qualités de souche touchant l'acquisition et la conservation du bien ont apporté l'aisance puis l'opulence dans presque toutes les branches de la race.

Il semble tout d'abord que la puissance et la richesse du sang doivent prévaloir.

Les aïeux ont acheté la terre et l'ont rudement exploitée. De père en fils le bien s'est élargi ; le nom, solidement porté dans la contrée par tous ses représentants, gagne ce prestige de probité âpre et satisfaite qu'on connaît aux familles laborieuses et qui réussissent.

Pendant des années, une sorte de bonheur se complait à donner, dans chacune des maisons de la race, des succès et de nombreux héritiers.

Les enfants grandissent dans chacun des foyers fraternels ; toutes les raisons les poussent à des rapprochements que les parents, dès l'âge venu, scellent par des mariages.

La famille est nombreuse. Les mariages ne se font pas toujours entre cousins germains, mais à des degrés de parenté plus éloignés ; cependant ils se redoublent, se croisent, ramènent toujours le même sang dans les mêmes lits.

Les mêmes raisons qui, jadis, poussaient aux mariages consanguins en vue de conserver la race et les titres, agissent sur la bourgeoisie actuelle, mais pour un autre but.

Ici, il ne s'agit plus de conserver le nom et les privilèges, mais bien de ramener le capital et de ne pas laisser sortir de la famille ce qu'elle a si lentement et si laborieusement acquis.

La famille dont nous racontons l'histoire est encore fort nombreuse, elle compte des industriels, de gros cultivateurs, des éleveurs, des commerçants et des rentiers. Presque tous demeurent en province. Un préjugé, un respect, les maintiennent près de la terre à laquelle ils doivent leur fortune, et nous verrons plus loin qu'ils n'en tirent plus leur vigueur.

Comme la famille est nombreuse, ces mariages ont du se répéter avec fréquence depuis plus d'un demi-siècle. Nul n'a pensé aux conséquences lointaines. Les enfants, peut-être moins soucieux, encore qu'imprégnés de principes ataviques, y ont sans doute satisfait leurs goûts et trouvé leur bonheur ; mais les parents ont surtout toujours réalisé les combinaisons nécessaires au triomphe de leurs ambitions et de leur amour du gain. Et, plus tard, les enfants devenus grands et pères à leur tour ont compris ces nécessités et favorisé les penchants...

D'ailleurs, nulle crainte : pas de tare dans la famille. Presque tous ses membres sont d'une grande sobriété, les femmes sont fécondes et laborieuses, on ignore le luxe dispendieux des villes, les affections génitales sont exceptionnelles et assez vite circonscrites, il n'est pas d'exemple de licence ou de dérogation, les lectures "inutiles" n'ont jamais tenté personne, un courant d'opinions moyennes règne, qui défend toute tentative sociale étrangère ou nuisible à l'intérêt de la race, à l'intérêt de tous et de chacun.

Et cela marche ainsi pendant des années, des lustres. Les fortunes grossissent, la santé générale se maintient, les naissances sont heureuses et semblent par leur nombre s'approprier au degré de richesse des uns et des autres.

Dans cet état, la famille bourgeoise des XIXe et XXe siècles représente une puissance solide, bien assise, prenant ses fondements dans des temps déjà reculés, apparemment inébranlable.

Elle a reçu de l'ancien régime un certain nombre d'opinions qui lui suffit à maintenir et à diriger le petit peuple d'ouvriers qui besogne sous elle et pour elle. Des croyances religieuses mesurées et élastiques lui tiennent lieu de conscience. Elle prend aux affaires publiques la part suffisante à l'équilibre de ses affaires et se maintient à distance utile et raisonnable de la politique.

Et, tout à coup, voici que l'édifice s'ébranle et s'incline et que l'on devine les mines qui travaillent ses fondations.

Brusquement un cas de tuberculose se déclare ; toute la famille s'émeut. Le malade habite aux champs. Il est né fort près de la terre, il respire un air pur et sain, tel que le recommandent les sommités médicales dont la parole fait loi.

La maladie n'en fait pas moins de rapides et terribles progrès. Il semble que le germe ait trouvé son terrain d'élection, qu'il y ait repris une virulence nouvelle et qu'il exerce ses ravages avec d'autant plus de sûreté, de vigueur. Le sujet meurt, la famille prend le deuil.

Depuis, des années se sont passées, et la famille ne l'a point quitté ce deuil. Successivement et dans toutes les branches à la fois de graves atteintes viennent jeter le désarroi.

La tuberculose n'opère pas seule. Là, un fou se suicide à peine à l'âge d'homme ; dans la même famille un enfant traîne une existence torturée de rachitisme ; un autre cède à une phtisie chronique mais fatale ; une sœur, affolée se retire au couvent et y dépérit.

Dans une autre branche les tristesses ne sont pas moindres ; le mari meurt le premier peut-être contaminé par son épouse qui traite patiemment une forme scléreuse de tuberculose qu'elle n'a pu complètement cicatriser.

Puis le fléau frappe les enfants. Ceux-ci sont arrivés sans encombre à l'adolescence, ils sont instruits, intelligents, parés des grâces et des couleurs de la santé, et tout à coup le mal les envahit, actif, implacable.

Un enfant disparait, fauché par une phtisie que rien n'a pu enrayer, ni les consultations des médecins les plus considérables, ni les changements de climat, ni les énormes sacrifices pécuniaires que s'impose la famille affolée.

Puis un autre à son tour se courbe sous le lent travail du mal de Pott et succombe, rongé d'abcès par congestion.

Un enfant reste ; craintif et désemparé au milieu d'un deuil continuel et parmi les larmes.

En ce même temps les chirurgiens discutent devant un parent, jeune homme de vingt-cinq ans, dont le testicule caséeux ordonne l'intervention.

Qu'on ne s'étonne point d'une telle accumulation de maux ; *nous fûmes témoins de tous ces désastres.*

Cependant, de tous côtés la *Famille* s'écroule, décimée par toutes les affections et surtout par le terrible bacille, tourmentée par le chagrin, cependant que se poursuit le méthodique labeur financier et que la fortune continue de s'accumuler sur la tête fragile de survivants faibles et précaires, qui brusquement, à un âge prochain, rendront le capital à la circulation par leur débilité maladroite, ou l'abandonneront par une mort précoce à des branches trop éloignées et plus saines, ou peut-être, encore allieront et sauveront les restants d'un sang fatigué dans un mariage régénérateur.

De nouveaux mariages se sont produits, et de justes soupçons provoqués par les avis médicaux ont fait chercher des alliances au dehors.

Dirai-je que celles-ci, guidées encore plus par des raisons de spéculation que par un choix libre et judicieux, sont restées lourdes de conséquences malheureuses et semblent vouloir entretenir la longue série des deuils et des malheurs.

*
* *

J'ai souvenir d'une petite île méditerranéenne située entre Chio et la côte d'Asie mineure. Il y a fort longtemps quatre familles de pêcheurs s'y installèrent et y conduisirent de modestes opérations. La loi religieuse orthodoxe prévient les ravages des mariages consanguins et interdit toute union entre parents jusqu'au troisième degré. Nul dans les familles dont nous parlons ne voulut contrevenir à cette loi ; on ne se maria point entre cousins du troisième degré, mais on n'hésita pas à s'unir entre cousins du quatrième. Peu à peu la fortune vint. Les pêcheurs achetèrent des voiliers, virent grossir leur capital et la populationt purement autochtone augmenter. Les préceptes de l'orthodoxie ne souffrirent point dans leur texte, mais bien dans leur essence, car les mariages entre parents éloignés se multiplièrent à l'infini jusqu'à ramener dans les mêmes foyers le même sang et les mêmes fortunes. Il y a un siècle il n'y avait encore qu'une dizaine de familles, actuellement il y a plus de 2.000 habitants et l'île devenue un important centre commercial compte des armateurs,de riches navigateurs et lance sur la mer de nombreux navires. Mais qu'est devenue la santé publique dans cette petite population maritime ?

Chose curieuse, une sorte de pressentiment secret lui fit longtemps redouter la tuberculose. Avant toutes les communications sur la contagiosité du grand mal les habitants isolaient leurs malades non sans férocité et n'en laissaient approcher que des personnes âgées qui paraissaient à l'abri de toute contamination.

Les faits vinrent confirmer ces terreurs. Actuellement, malgré la situation admirable du pays, la tuberculose règne en maîtresse et décime une population dont les ressources protoplasmiques semblent épuisées par la sénescence. La phtisie pulmonaire, le mal de Pott, les arthrites bacillaires, les tuberculoses cutanées frappent ici et là avec une fréquence inconnue dans les autres îles et sur d'autres points du littoral. La contagion n'y joue qu'un rôle secondaire, car les enfants des plus riches familles partis sur les vaisseaux ou dans les pays étrangers pour y parfaire leur instruction emportent avec eux la fatale pauvreté organique et vont mourir au loin du mal de la race.

*
* *

La question du mariage, à ce point de vue, ne doit pas, pour la conscience du médecin, souffrir la moindre discussion. La discrétion professionnelle ne peut tenir devant une union dont l'une des parties doit apporter avec elle toutes les menaces d'une prédisposition dangereuse sinon des lésions réelles.

Dans tous ces cas et les cas similaires la logique du médecin aura à lutter contre l'obstination de certaines familles et d'incurables habitudes.

Il est des moments où la menace du médecin pèse peu devant une « affaire de mariage » très établie, très motivée, considérée et traitée comme une bonne combinaison pour les deux parties qui s'accommodent mal des avis de l'intrus.

Et il en est de tout ainsi : faites sortir une famille de la maison où la race a depuis longtemps ses intérêts et ses coutumes !

J'ai donné mes soins dans une famille que nul conseil n'a pu décider à faire quitter une maison située dans des conditions d'humidité déplorables mais où se poursuivaient depuis de longues années la vie et les affaires. La tuberculose les y a frappés et tués sans pousser les survivants à partir.

Des axiomes célèbres induisent en erreur beaucoup de gens bien intentionnés. " La guérison est aux champs " disent certains maîtres. J'ai souvenir d'un père de famille qui, fort de tels conseils, envoya son fils débile dans une ferme dont il fit l'acquisition dans ce dessein. L'examen des vaches par les réactions modernes vient de révéler que plusieurs de ces bêtes étaient atteintes du mal que l'on désirait particulièrement fuir. Nous le redirons encore ; le salut ne vient pas du dehors ; la guérison n'est pas spécialement ici ou là. Le mal est partout, cela est indéniable, et il faut se fortifier contre lui, plutôt que chercher à l'éviter.

Un fait curieux ayant trait aux familles de la bourgeoisie, c'est leur frayeur de laisser connaître au dehors la nature du mal qui frappe leurs membres.

Qu'on s'en étonne, après le mouvement d'opinion qu'a provoqué la publicité récente et dont nous avons déjà parlé ! Un tuberculeux dans une maison, cela pourrait écarter les amis utiles, les bons partis pour les filles à marier lorsqu'il y en a, pour les fils lorsqu'il en reste, cela pourrait peut-être nuire au cours des affaires et mettre les clients en fuite ! Aussi l'inutile secret est-il gardé le plus longtemps possible ; de faux bruits sont répandus à dessein sur la nature du diagnostic et la marche des symptômes, et lorsque la mort survient, le médecin traitant, dont on a mis le secret professionnel à l'épreuve, est sollicité de fausser le certificat de décès en substituant à la terrible maladie le nom d'une toute autre affection pouvant donner le change.

Que l'on juge après cela de la validité des statistiques, surtout dans les petites agglomérations.

***

La classe moyenne croit à la contagiosité de la tuberculose ; elle y croit trop et trop mal. Si elle évite avec soin de parler de près à un tuberculeux, si elle établit facilement des rapports de contagion entre tels et tels que la vie rapprocha et qui moururent du même mal, elle ne se fait pas toujours une idée exacte de la conservation des germes qu'elle redoute tant.

J'ai connu des gens qui ne tendaient jamais à serrer, à leur parent malade, qu'un unique doigt qu'ils couraient ensuite laver avec soin. Puis ils allaient s'asseoir dans un " fauteuil de famille " tapissé par une vieille parente et dans lequel un malade cher avait vécu, toussé et craché pendant des mois. Mais il est des objets auxquels on tient...

* * *

Si "l'air des champs" ne sauve pas plus de la tuberculose que l'air vicié des villes, ce n'est pas sa faute, car il est riche d'oxygène et de bonnes intentions. Mais les paysans meurent très bien de la tuberculose et il suffit de pénétrer chez eux pour ne plus s'en étonner...

Vous arrivez à la maisonnette, bien exposée sur un coteau ensoleillé, abritée des gros vents etc... etc...

De larges ornières de purin franchies, vous devez courageusement traverser une cour puante encombrée de fumier et de déjections animales.

La porte ouverte vous jette au nez une humidité âcre et brûlante, puis vous entrez. Il vous faut alors plusieurs minutes pour vous habituer à l'obscurité soigneusement entretenue par des volets hermétiques et des rideaux de fortune. — Le soleil est contraire aux malades, la lumière les empêche de dormir ! — Un petit poële de fonte chauffé au rouge répand une faible clarté; une bassine placée dessus chantonne qui contient les couches du dernier né, bouillant dans une lessive savonneuse. D'un des coins de la pièce les continuels piaillements de deux enfants montent, s'opposant d'avance à toute tentative d'auscultation sérieuse. Une odeur sure et moite sort de leur paillasse imprégnée d'urine et de lait.

Enfin vous trouvez le lit. Là gît le malade, enfoui sous la plus grande épaisseur possible de couvertures, de sacs, de linges, parfois de fourrage. Il tousse continuellement, crache dans ses draps odieux, crache par terre, au pied du lit où toutes ses expectorations font une petite mare glissante.

Si vous désirez palper sa poitrine, vous devrez lui faire retirer cinq ou six tricots successifs dont il s'est affublé...

Il vous faudra longuement respirer au dehors pour le retrouver « l'air des champs » qui est le salut des tuberculeux.

* * *

Le germe est toujours présent ; le mode de vie fait tout.

Le plus souvent, le microbe est véhiculé longtemps dans l'organisme et tenu en respect avant de se fixer. Vienne alors la moindre cause plaçant le sujet en état de moindre résistance et le mal éclate.

Cette cause n'est d'ailleurs pas forcément extérieure, évitable, elle peut être simplement physiologique, normale, inéluctable, et l'individu semble alors porter en lui-même la poudre de la mine et le feu de l'incendiaire.

Admettons que le bacille introduit dans l'organisme est promené par le courant sanguin ; où va-t-il se fixer ? Cela dépend de l'âge du sujet et par conséquent de l'organe plus particulièrement laborieux.

Tout organe qui travaille reçoit une quantité de sang supérieure à la normale, et, par conséquent, un supplément d'aliments proportionnel à ses dépenses. Il en résulte une congestion momentannée, naturelle, et que l'on peut dire physiologique.

Or un organe en état de congestion, même physiologique, est en état de fatigue. Pour peu que cette fatigue augmente, elle devient surmenage, et qui dit surmenage dit, état d'infériorité.

D'autre part les microbes charriés dans le torrent sanguin arrivent en plus grande abondance dans l'organe congestionné que partout ailleurs ; une stase sanguine tend à se produire, immobilisant les germes sur un terrain qui n'est peut-être pas absolûment en état de leur résister ; cela suffit, l'infection se déclare.

Un maître, qui est aussi un phtisiothérapeute distingué, disait souvent en parlant de la tuberculose : elle ne souffre pas d'exceptions, elle ne respecte rien, elle attaque tout et peut vaincre tout : enfant, homme mûr ou vieillard, quel que soit le sexe, la profession, la race ; elle peut intéresser tous les organes, tous les tissus, tous les systèmes. Cette maladie est vraiment une de ces exceptionnelles affections pour lesquelles on ne souligne pas d'électivité, en matière étiologique ou anatomo-pathologique.

Cette généralité de puissance agit néanmoins avec méthode. La congestion physiologique, normale, de certains organes peut marquer plus distinctement des âges de la vie où telle ou telle fonction s'exerce avec plus ou moins d'intensité.

Le bacille qui voyage dans le sang s'arrêtera chez l'enfant de 8 à 12 ans de préférence sur l'organe le plus congestionné à cette période du développement ; et ce sera la méningite tuberculeuse, car l'enfant qui apprend le monde et approvisionne alors sa mémoire pour toute sa vie d'un grand nombre de notions fondamentales donne à son cerveau une lourde besogne et les méninges congestionnées représentent le point faible.

De dix à dix-huit ans le plus grand effort organique se porte, pour la croissance, dans les régions juxta-épiphysaires des os, où se fait le travail très actif d'ostéogénèse.

C'est là que le bacille vient alors s'arrêter et déterminer les redoutables tumeurs blanches, sinistre apanage de cet âge de la vie.

Aussi bien le travail d'accroissement thoracique provoque-t-il un grand surcroît de ventilation pulmonaire chez les sujets de 17 à 22 ans ; et c'est à cette phase tendre de la jeunesse que la phtisie pulmonaire semble réserver ses coups les plus nombreux, aussi les plus sûrement mortels.

Car toutes ces bacilloses venues en leur temps, c'est à dire dans les conditions qui sont le plus favorables à leur développement, semblent évoluer d'une façon particulièrement plus certaine, plus fatale.

La même loi veut que ce soit de vingt à trente ans, c'est à dire pendant la période de maturité et d'activité sexuelle que se développent de préférence les tuberculoses génitales : testiculaire ou ovarienne.

Ce sont là des vues générales que les médecins connaissent pour les avoir souvent vérifiées dans la pratique de leur art, mais qu'il demeure bon, dans des "notes" de présenter sous un aspect simple en parlant de la contagion.

*
* *

Il faut résumer les idées actuelles les plus avancées sur la contagiosité de la tuberculose en disant : La tuberculose n'est pas une maladie contagieuse au même titre que la syphilis, ou la rougeole, la scarlatine, la variole etc....

Il est des terrains sur lesquels la tuberculose n'a que peu de chances de mordre. Un organisme bien sain, bien nourri, indemne de tares héréditaires ou acquises est une proie réfractaire à la contagion courante, sauf défaillance grave. Au contraire un sujet affaibli, alcoolique, insuffisamment nourri ou "préparé" par des maladies antérieures est un terrain de choix pour l'infection phymateuse. Un tel individu n'aura pas besoin de fréquenter intimement des tuberculeux pour devenir malade à son tour. Il rencontrera toujours dans les conditions normales de la vie le fatal bacille dont il fera immédiatement une culture.

En conséquence les pratiques, chaque jour plus nombreuses et plus maniaques tendant à éviter la dissémination du bacille, ont surtout un intérêt de propreté. Pour le reste elles sont bonnes à fausser les idées du public sur la nature et l'intensité des craintes qu'il peut avoir. Néanmoins on conçoit qu'il soit plus facile de distribuer des prospectus que des cotelettes, et d'édifier des crachoirs que des asiles.

Faute d'une nuance dans les axiomes, faute de clarté dans les avis, le bon public continuera longtemps à craindre la simple vue d'un tuberculeux, à plusieurs mètres de distance ; et peut-être y aura-t-il des gens pour dire comme le bonhomme de l'humoriste : "Je ne veux pas cracher par terre ; je n'ai pas envie d'attraper la tuberculose."

THÉRAPEUTIQUE

On a tout mis en œuvre pour tenter de guérir la phtisie pulmonaire. Il est curieux de passer en revue les tentatives thérapeutiques auxquelles a pu donner lieu cette maladie.

Inutile de dire qu'au temps des médications simples la tuberculose a été soignée par les plantes ; on a saigné les phtisiques, on les a purgés et mis à la diète comme tous les autres malades ; ils ont pris des lavements et de l'émétique et rien ne prouve que ces méthodes aient été plus ou moins fructueuses que les tentatives les plus compliquées d'aujourd'hui.

On n'abandonne pas une méthode parcequ'elle *ne donne plus* de bons résultats ; on l'abandonne parce qu'une autre vient d'être créée et qu'un clou chasse l'autre. Toute chose guérit en son temps.

Au plus beau temps de la révulsion, les tuberculeux se sont vu poser des cautères et des sétons.

Rien que de naturel, nous faisons aujourd'hui, des pointes de feu, nous appliquons de l'iode, et le vésicatoire fait dans certains cas, comme révulsif, l'objet de la prédilection d'éminents thérapeutes.

Le tuberculeux avait déjà bu beaucoup de quinquina quand la découverte de la quinine à fait penser pendant un temps au remède définitif. La quinine, heureuse ailleurs, n'a pas soulagé les bacillaires ; non plus les autres alcaloïdes, tous objets de grands espoirs, tous essayés, tous tenus en échec.

A plus justement parler tous ces médicaments ont guéri. Ils ont guéri pendant quelques jours ou quelques mois, sur la foi des observations, et ce ne manque pas d'intérêt d'étudier ce mystérieux pouvoir curateur que possède toute drogue à sa naissance, et toute méthode à ses débuts.

Lorsqu'un malade entre à l'hôpital, — je parle d'un malade de la classe pauvre — il passe d'une vie d'indigence, de privations et de douleurs à une existence au moins régulière, toujours assez douce et entourée de quelques soins.

Ce malade, fiévreux, secoué de toux, épuisé par une expectoration abondante, affaibli par une alimentation défectueuse, infériorisé par le manque complet d'hygiène, se trouve tout à coup mis au repos, dans une salle chauffée à point, dans un lit confortable et propre.

Sa nourriture est abondante et souvent choisie, une certaine sécurité morale l'accueille et l'entoure. Il sera soigné, l'espoir renait, il guérira.

En fait, sa température fort élevée le jour de son entrée décroît régulièrement les jours suivants, la toux s'apaise, l'expectoration tarit en partie, les forces reviennent, le moral est joyeux et rasséréné.

Il y a quelqu'un pour enregistrer soigneusement tous ces symptômes ; le jour de l'entrée du malade on a commencé de lui administrer le médicament récent en essai dans le service ; ou bien il a reçu la piqure bienfaisante du nouveau sérum, ou bien encore on lui a fait manger le régime de X, porter le masque de K, avaler le lavement de M, ou faire la gymnastique de Chose.

De toutes façons le malade va mieux ; l'atmosphère nouvelle et réconfortante de l'hôpital apporte quelque soulagement à sa misère ; et la nouvelle méthode en récolte immédiatement tout le bénéfice. L'observation est redigée et publiée avant que la marche de la maladie redevenue normale et progressive, n'apporte quelque fait contradictoire et décourageant.

Personne ne veut agir de mauvaise foi, en l'occurence, mais le désir et la hâte de réussir font conclure trop vite sur des données insuffisantes, et voilà pourquoi, sur les malades des hôpitaux, tous les nouveaux systèmes thérapeutiques produisent pendant un temps des résultats merveilleux.

Cependant, il semble que cette action miraculeuse du début se retrouve dans les essais que l'on fait des nouvelles méthodes parmi la clientèle bourgeoise ; cas pour lequel on ne saurait utiliser le même argument.

On peut cependant trouver d'autres raisons à ce phénomène.

Lorsque le nouveau produit arrive au public de la classe moyenne ou des classes riches, il s'accompagne d'un renfort littéraire et d'illustres signatures.

Il n'est point besoin de tels garants pour qu'une médication soit tentée sur les malades des services hospitaliers. Mais les documents acquis dans ces premiers essais sont indispensables à de nouvelles tentatives dans les rangs de la bourgeoisie. La drogue a donc quelque renommée lorsqu'elle parvient au malade riche. Elle a fait ses preuves, les observations dont nous venons de parler en témoignent ; aussi, le bacillaire désabusé de tous les autres remèdes l'attend-il avec impatience et l'absorbe-t-il avec délices.

Rien n'est plus propice qu'un tel état d'âme à de fugitives améliorations.

Parfois, pourtant, dans ces derniers cas, l'essai de la médication nouvelle amène mieux qu'une satisfaction morale ; la courbe thermique peut présenter de très notables abaissements

L'action du remède semble alors certaine.

Le problème valait expérience : j'ai, à plusieurs reprises administré à des bacillaires des substances absolument inactives en substitution d'un produit puissamment curateur, annoncé depuis quelques temps et dont ils attendaient les plus grands soulagements. J'ai pu, dans de telles circonstances, observer de réelles chutes de température, parfois de simples déplacements dans l'heure de la fièvre.

La *fièvre nerveuse* n'est point rare chez les tuberculeux. Elle revêt les formes les plus diverses. Tantôt, l'élément nerveux ne fait que contribuer à l'élévation thermique d'origine nettement pulmonaire : le malade a plus de fièvre lorsqu'il attend sa fièvre et qu'il y prête attention, lorsqu'il est dans des périodes de dépression ou de surexcitation morale, lorsqu'il perd confiance en son médecin, en son entourage, en ses drogues.

Tantôt la fièvre nerveuse se montre dans un cas de tuberculose jusque là apyrétique ; elle peut alors gravement donner le change, mais elle est capricieuse, irrégulière. Elle peut apparaître plusieurs jours de suite avec une sorte de régularité, mais le plus souvent, elle coïncide avec des visites, des colères, des énervements, des retards apportés dans les soins. Parfois elle monte en quelques minutes, atteint son maximum et redescend tout de suite et peut alors échapper au thermomètre.

La persuasion, les médicaments, la cordialité du médecin, autant de choses qui agissent alors sur cette fièvre, pour le plus grand bien du malade.

Quelques observations de ce genre encouragent aux tentatives thérapeutiques, quand elles doivent être rigoureusement inoffensives.

On retire parfois des satisfactions réelles et substantielles de ces essais ; souvent, le malade bénéficie de cette "*puissance morale*" du médicament ; et par surcroît on satisfait à l'impérieux besoin de thérapeutique qu'a la clientèle. Mais quelle prudence est nécessaire ! D'abord ne pas nuire ! D'abord ! Et la circonspection n'est jamais trop grande.

Répétons-le, il n'est rien qu'on n'ait tenté ; toutes les ressources de la nature ont donné, et j'ai présente à l'esprit la réponse grave d'un confrère à la mère d'un mien malade : " Madame ! il n'y a plus que le radium qui puisse le sauver. "

Mais les ressources de la nature sont plus vastes. L'océan a été mis à contribution. On connaît la méthode célèbre de MM. Quinton et Robert Simon. Les injections de sérum marin n'ont pas épargné les tuberculeux, et la fortune de l'eau de mer, pour avoir été passagère, n'en fut pas moins colossale. Peut-être même est-il encore des endroits où l'on pique selon M. Quinton !

L'Océan n'a pas donné que son eau : il a donné le foie de ses morues... du moins c'est ainsi qu'on nomme dans le commerce de dangereuses préparations obtenues des débris de poissons par une cuisine suspecte et certaines fermentations.

En admettant que l'huile soit bonne, fraîche et vraisemblablement extraite du foie des morues, alors on peut, d'après notre maître M^r^ le Professeur Albert Robin, s'il y a une indication précise, l'administrer, et on obtient souvent d'appréciables services.

Mais n'a-t-on pas mieux fait jadis ! le temps n'est pas si loin où l'on transfusait le sang de la chèvre sous ce prétexte que l'animal est réfractaire au bacille de Koch !

Que faire ? Il y a vingt-cinq ou trente ans on faisait coucher les phtisiques dans les étables à vaches ; et aujourd'hui on ose à peine leur faire boire du lait !

Les eaux minérales utilisées jadis et longtemps méprisées reviennent maintenant à la mode et les spécialistes ne tarissent plus sur les propriétés radio-actives des bienfaisantes sources. Il faut envoyer les tuberculeux dans les stations ; ce sont là de bonnes promenades, le séjour y est souvent sain ; la diversion morale peut-être puissante et le médecin à bout de moyens se trouve soulagé pour un temps...

On a tenté d'attaquer plus directement le mal, en portant le remède au niveau des lésions mêmes, par les voies respiratoires. Les tuberculeux ont inhalé les préparations les plus variées, les vapeurs les mieux combinées, les fumées les plus subtiles ; on leur a pulvérisé dans la gorge une foule de médicaments et disons tout de suite que ces méthodes ont pu enregistrer de véritables succès.

Mais ce n'est encore là que tentative modeste ; les chirurgiens ont été plus hardis ; on a porté l'acier curateur dans le parenchyme malade, et si les pneumectomies sont abandonnées, il faut convenir qu'elles semblèrent un moment catégoriques, quoique audacieuses.

Il ne faut pas omettre les autres moyens physiques : toutes les formes de l'énergie, toutes les forces naturelles ont été conviées à la lutte : l'électricité, la lumière, les rayons X, les rayons ultra-violets etc...

Poursuivant l'idée d'une action directe sur les tissus, celui-ci a tenté d'injecter des substances médicamenteuses jusqu'au niveau des bronches. A vrai dire les injections intra-trachéales bien faites ont pu rendre quelque service et soulager certains malades — qui les pouvaient supporter — sans prétendre à guérir.

Un autre chercheur a pensé réussir à accoler les parois des cavernes en comprimant légèrement le poumon malade par des injections d'un gaz inerte dans la plèvre. A côté de cette vue plutôt théorique se place la tentative plus grave qui consiste à porter au sein même des tissus malades, à travers la paroi thoracique, par piqûre, un liquide modificateur. Inutile de dire qu'une telle méthode ne guérit pas les lésions existantes et y ajoute des modifications traumatiques ou irritantes aboutissant au délabrement du parenchyme.

Mais peut-on passer en revue, même rapidement, toute l'histoire de cette thérapeutique ? On se souvient de la funeste époque de la créosote ; le parfum douteux de ce produit a plané sur la médecine pendant de longues années ; encore aujourd'hui les succédanés plus discrets et aussi inutiles survivent à la panacée déconsidérée. On ne saurait compter le nombre de bacilloses curables transformés en phtisies graves par cette maléfique substance ; on ne saurait évaluer la foule des bons estomacs qu'elle a détériorés. Nous dirons d'autant plus de mal de la créosote qu'elle est le type des médicaments lancés avec préméditation et force, adoptés avec fureur et utilisés par les malades sur leurs propres décisions et de leur propre chef. Encore maintenant on ne peut aller nulle part sans respirer l'irritante odeur et trouver des gens pour avaler la drogue ou ses dérivés par la bouche, par l'anus, par la peau etc... etc....

J'ai moins de mépris pour l'arsenic ; il faut regretter cependant l'engouement dont s'est accompagné le lancement des arsénicaux. On donne aujourd'hui moins d'arsénicaux ; on pique au cacodylate avec plus de modération ; on mesure l'arrhénal, l'atoxyl et la liqueur de Fowler et on tire quelque bénéfice de l'administration opportune et surveillée de tous ces produits ; mais le temps n'est plus où l'on n'était arrêté dans les injections arsénicales que par les avertissements brusques d'une hémoptysie.

Presque tous ces médicaments furent considérés, pendant une période, comme possédant une valeur *spécifique* dans la tuberculose ; nous n'avons donc point encore envisagé la pharmacopée visant aux symptômes ou à des buts particuliers : les reminéralisateurs : sels de chaux, poudre d'os etc... les phosphates, glycérophosphates, phytine, lecithine etc... les apéritifs : tanin, tannigène, amers, persulfates etc... la gamme des apyrétiques, la plus étendue, qui comporte d'innombrables drogues : quinine, antipyrine, cryogénine, pyramidon, préparations salicylées, aspirine, acétanilide, marétine, citrophène etc... etc... les recherches ont été multiples et longues sur ce sujet, et, bien entendu, la fortune la plus haute ne serait-elle point due au médicament qui jugulerait la terrible fièvre, si, toutefois, il est prouvé qu'il soit bon de toucher à la fièvre du phtisique.

Citons les antisudoraux, justiciables de la même critique, car tous les médecins ne pensent pas qu'il soit nécessaire d'empêcher les bacillaires de suer.

On ne saurait dénombrer les calmants, les remèdes de la toux, les expectorants et toutes les préparations visant un des symptômes ou une des complications du grand mal.

Il faut une mention spéciale aux tentatives organothérapiques ; les tuberculeux ont pris de l'hypophyse, ils en prennent encore, parce que, paraît-il, on constate souvent pendant la phtisie des lésions de cet organe ;

on leur a également donné des poudres de moelle osseuse, des extraits de sucs pulmonaires, des préparations d'adrénaline, de foie, de bile etc... etc... Comme on le voit, tout reste à faire, mais presque tous les essais possibles furent faits.

Reste la thérapeutique par les tuberculines, les vaccins, les toxines et les sérums !

Que doit-on penser du sérum de Maregliano ? Il semble que le silence qui pèse depuis plusieurs années sur cette découverte ait réglé l'opinion. Les observations furent trop peu nombreuses ; l'oubli est venu et semble vouloir durer. Disons pour mémoire que trois observations recueillies par nous-mêmes à l'hôpital arménien de Smyrne furent résolument négatives.

J'ai eu l'occasion de faire personnellement quelques essais avec le sérum de M. Marmorek et sur les propres conseils de l'inventeur. — Je préfère dire cela pour ne pas être accusé de pratiquer des tentatives sur des malades non justiciables de ce traitement. — Je regrette de n'avoir eu à enregistrer que des insuccès ; mieux, j'ai eu des accidents sériques variés — les piqûres de sérum donnaient souvent des éruptions locales extrêmement prurigineuses, mais sans gravité ; une fois j'ai constaté une réaction considérable avec fièvre élevée, éruption généralisée, phénomènes généraux alarmants. J'ai également administré ce sérum en lavements, je ne sais s'il faut attribuer à cette méthode une série d'abcès de l'anus et du rectum que j'ai observés chez un de mes malades. Je signale ces faits sans aucun parti-pris et pour ne rien omettre de ce que je sais sur les sérums.

La question reste encore pendante tant pour les sérums que pour les tuberculines. Il y a vingt ans, Koch a reçu une leçon significative et l'énorme émotion soulevée cinq ans plus tard par Behring n'a rien vu naître de plus intéressant.

Je connais trop peu les effets de la toxino-thérapie et de la tuberculino-thérapie pour dire quoi que ce soit en faveur de ces remèdes.

Il n'en est pas de même des réactions organiques et des méthodes de diagnostic basées sur l'emploi des tuberculines ; j'ai tenté et fait tenter ces opérations dans ma clientèle et je partage assez la réserve des auteurs qui discutent la valeur de ces procédés même dans les essais vétérinaires.

Il y a quelques années j'ai suivi les tentatives faites à l'hôpital Boucicaut dans le service du Dr Letulle sur l'ophtalmo-réaction. On la trouva positive dans un nombre de cas considérable, dont beaucoup étaient et sont demeurés hors de soupçon.

Je me souviens aussi qu'elle resta négative dans des cas de tuberculose non seulement affirmée mais encore incurable...

Pour toutes ces raisons et jusqu'à nouvel ordre nous ne ferons pas plus mention de cette substance, dite paratoxine.

Je pense pour ma part que lorsque la tuberculose à pris solidement ses positions, de nombreuses espèces microbiennes viennent se joindre au bacille de Koch, et qu'alors la tuberculose est associée à des agents puissants dont le streptocoque et le staphylocoque ne sont pas les moindres. Dans ces conditions, une tentative sérothérapique ou toxinothérapique particulière par essence ne vise qu'un ennemi, qui pour avoir été le premier, n'est plus le seul actif.

Les meilleurs sérums connaissent des défaillances en présence de cas semblables. Et il est des associations qui défient parfois la puissance généreuse du sérum de Mr Roux.

Toutes les méthodes sérothérapiques actives ont visé des maladies aiguës, cycliques, dont l'évolution était enfermée dans un laps de temps toujours assez restreint. Il ne faut jamais émettre trop vite des conclusions pessimistes, mais cela laisse encore des inquiétudes à l'égard des vaccins et des sérums pour la phtisie.

Un fait demeure certain : plusieurs maladies épidémiques ont fait jadis de terribles ravages dans nos contrées. Les précautions de l'hygiène — plutôt que tout autre moyen — ont réussi à chasser ces maladies de nos pays où elles ne font plus que de fugitives apparitions, vite combattues. Il n'y a pas de grande raison pour ne pas croire à un tel succès de l'hygiène dans la lutte anti-tuberculeuse.

Nous croyons qu'il est d'aussi bonne guerre de travailler dans les laboratoires à la recherche d'un grand remède que de s'employer partout à l'éducation des jeunes générations. — Entraînons nos enfants à combattre le mal ! et ce n'empêchera pas de les vacciner par surcroît si l'on trouve une substance active, à l'avenir.

Il y a plus de chances du côté des riches, mais il faut encourager les pauvres à se soigner ou à se faire soigner, l'hygiène peut agir dans la plus humble chaumière. J'ai traité un nombre considérable de tuberculeux pauvres et j'ai noté d'inoubliables guérisons. Je me souviens d'un que je trouvai atteint d'une bacillose au second degré et que je renvoyai muni de conseils et de médicaments, gardant, par devers moi, le pronostic le plus sombre. Je l'ai revu deux ans après, il n'avait plus d'hémoptysies, il avait induré le sommet malade et me répondit : "je tousse encore un peu, mais tout cela s'arrange en travaillant." Il a depuis complètement guéri. L'exemple est rare mais précieux.

Nous l'avons dit, qu'on fasse pour les pauvres des hopitaux, des établissements spéciaux ; il y a tant d'argent plus mal employé.

Pour les gens qui peuvent avoir le médecin chez eux, souvent et longuement, l'idéal serait dans une mise en observation sévère et précoce des prédestinés et dans un traitement rationnel des simples tuberculisables. Nous pensons qu'il faut parler souvent de tuberculose devant de tels sujets et menacer, jusqu'au moment où il n'est plus temps, et où il faut réconforter et consoler...

Redoutez, prévenez l'hémoptysie, d'un effet moral désastreux, même lorsqu'elle est minime et peu grave par elle même. La morphine en injection est encore le plus sûr médicament ; les hypotenseurs — guipsine, nitrite d'amyle etc... — et le régime alimentaire approprié feront le reste.

Parmi les antipyrétiques, choisir le moins nuisible, et n'en user... qu'à la rigueur. "*Primo non noscere*" nulle part mieux qu'ici le célèbre axiome ne trouve son application.

Mais nous avons eu l'occasion dans notre revue des médicaments de dire le mal et le bien que nous pensions de chacun d'eux.

Il ne faut pas faire souffrir le malade, même... pour son bien, selon le dire classique. La médication hypodermique lorsqu'elle utilise des produits parfaitement indolores et qu'elle n'influe pas trop sur la tension artérielle plait beaucoup aux malades en général.

Ferons-nous pardonner nos hésitations thérapeutiques en insistant sur les précautions d'hygiène ?

Nous avons dit ce que nous pensions de la contagiosité ; la conclusion est néanmoins que la possibilité d'une défaillance soudaine et imprévisible devra faire multiplier des précautions qui ne sont, d'ailleurs, qu'actes de propreté.

Il faut que le malade prenne les plus grands soins de sa bouche, de son nez, de ses yeux, de tous les orifices cutanés, de toute la surface de la peau.

Mais il est des ouvrages fort longs pour détailler et régler tous les points d'une telle technique.

La famille qui aura évité les mariages consanguins, la famille dont les membres ne feront point usage de l'alcool et du tabac, verra sans doute peu de tuberculeux parmi ses descendants, si ceux-ci se gardent encore de tous excès et surveillent leurs alliances.

Avec de tels soins on peut éviter le plus souvent la tuberculose ; avec des soins plus grands encore on ne saurait probablement pas la guérir.

En dépit de l'affirmation d'un des plus considérables médecins de ce temps, nous ne pensons pas que la tuberculose soit " la plus curable de toutes les maladies chroniques " mais nous croyons fermement qu'elle est une des plus facilement évitables.

Nous avons envisagé quelques points de cet immense sujet ; nous avons glané, ici et là, les choses dont nous étions satisfait et signalé ailleurs celles dont nous avons à nous plaindre, celles qui ne nous ont pas plus contenté que nos malades. Puisse cette *voix dans la foule* ne pas troubler les chercheurs dans leurs laboratoires, consoler et faire patienter les malades et garder la sympathie des confrères praticiens qui jugent du même point de vue que nous même.

TABLE DES MATIÈRES.

TABLE DES MATIÈRES

Préface 5
Avant propos de l'auteur 15
La Diététique 23
Le Sanatorium 89
La contagiosité 109
La thérapeutique 135

ACHEVÉ D'IMPRIMER LE TRENTE ET UN
MAI MIL NEUF CENT DIX PAR
LA "ST. CATHERINE PRESS LTD."
CANAL, PORTE STE. CATHERINE
BRUGES, BELGIQUE.

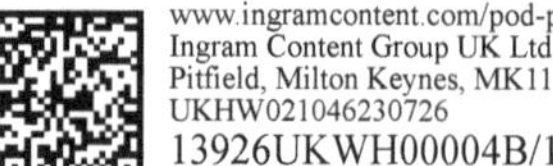
www.ingramcontent.com/pod-product-compliance
Ingram Content Group UK Ltd.
Pitfield, Milton Keynes, MK11 3LW, UK
UKHW021046230726
13926UKWH00004B/1681

9 782014 061802